朝日脳活ブックス

熟語 ことわざ なりたち で覚える

漢字脳トレ帳

JN049998

朝日新聞出版

もくじ

はじめに……4

第1章 知っておきたい！ 基本漢字・熟語……5

【読み問題】小手調べ／【選択問題】間違えやすい漢字／【読み問題】熟字訓
【書き取り問題】同音異義語／【穴うめ問題】類義語／【穴うめ問題】対義語
【穴うめ問題】カタカナ語
チャレンジ問題全17問……21

第2章 知ってたら自慢できる ジャンル別難読漢字・熟語……39

【読み問題】物の名前／【読み問題】四季の言葉／【読み問題】動物の名前
【読み問題】水の生き物の名前／【読み問題】植物の名前／【読み問題】人名
【読み問題】駅名
チャレンジ問題全9問……55

第3章 先人の教えを知る ことわざ・慣用句……67

【穴うめ問題】動物のことわざ・慣用句／【穴うめ問題】季節のことわざ・慣用句
【穴うめ問題】食べ物や酒のことわざ・慣用句／【穴うめ問題】お金や富のことわざ・慣用句
【穴うめ問題】強い気持ちのことわざ・慣用句／【穴うめ問題】人生のことわざ・慣用句
【穴うめ問題】勉強や教育のことわざ・慣用句
チャレンジ問題全12問……83

第4章 使いこなしたい！四字熟語……97

【穴うめ問題】数字の四字熟語／【読み問題】自然や四季の四字熟語
【穴うめ問題】人間関係の四字熟語／【穴うめ問題】性格や態度の四字熟語
【穴うめ問題】政治や暮らしの四字熟語／【穴うめ問題】戦争や争いの四字熟語
【穴うめ問題】人生訓や座右の銘の四字熟語
チャレンジ問題 全12問……113

第5章 目からウロコ!? 漢字のなりたち……125

「草」にまつわる漢字／「木」にまつわる漢字
「日」にまつわる漢字／「月」にまつわる漢字
「辛」にまつわる漢字／「糸」にまつわる漢字
「才」にまつわる漢字／「刀」にまつわる漢字
「雨」にまつわる漢字／「水」にまつわる漢字

似ている言葉 どっちを使えば Part.1……66
正しいの？ Part.2……147

チャレンジ問題の解答……148

参考文献

『角川日本地名大辞典』（各巻）
「角川日本地名大辞典」編纂委員会編　角川学芸出版
『広辞苑（第七版）』岩波書店
『字通』白川静　平凡社
『字統』白川静　平凡社
『常用字解（第二版）』白川静　平凡社
『日本国語大辞典』（各巻）小学館国語辞典編集部　小学館

はじめに

漢字の魅力に触れながら脳をトレーニング！

「順風満帆（ジュンプウマンパン）」を「ジュンプウマンポ」、「踏襲（トウシュウ）」を「フシュウ」と総理大臣が誤読して、話題になったことがありました。毎日のように目にする漢字でも、手で書く習慣がなくなってうろ覚えになり、誤読や誤字が増えてしまうものです。

本書の目的は、そんな忘れかけていた漢字や言葉を思い出してもらうことにあります。たくさんの漢字や言葉に触れながら、脳を鍛えましょう。さらに漢字のなりたちについての解説もあるので、漢字のさまざまな魅力をご堪能ください。

問題に正解したのか間違えたのかで、一喜一憂する必要はありません。間違えても日を置いてチャレンジを繰り返せば、読めなかった漢字や書けなかった漢字を身につけることができ、成長が実感できるでしょう。

朝日脳活ブックス編集部

第1章

知っておきたい！
基本漢字・熟語

厳選96語のおさらい&
チャレンジ問題17問

第1章

本章では、主に小・中学校で習う基本漢字を使った熟語をおさらい。日常生活でおなじみだったり、テレビや新聞、インターネットなどで目にしたりすることも多いでしょう。勘違いして覚えていないか、よくご確認ください。チャレンジ問題（P21～38）では、漢字を使ったさまざまな問題を楽しんでください。

漢字力レベル診断

P7～20の熟語問題（全96問）で、
どのくらい正解したか採点してみましょう。

85問以上正解　博士レベル
70問以上正解　秀才レベル
55問以上正解　一般レベル

～ 第1章の言葉 ～

進まざる者は必ず退き、
退かざる者は必ず進む

福《ふく》沢《ざわ》諭《ゆ》吉《きち》
（思想家／1835～1901）

まずは小手調べとして、小・中学校で習う漢字を使った言葉のおさらい。以下の言葉の読みを答えてください。

答えは次ページ

1 漸減

2 気障

3 産声

4 既出

5 行水

6 健気

7 疾病

8 遂行

9 観桜

10 赤銅

11 珍重

12 凡例

13 礼賛

14 外連味

15 好事家

16 耳年増

マメ知識 ▶日本三景、3つとも言えますか？（答えは次ページ）

答え

1 ぜんげん
少しずつ減ること。「ざんげん」は誤りです。「漸」は「しだいに」の意味があります。

2 きざ
「気障り」の略。言動などが気どっていて、嫌な感じがあること。気にかかること。

3 うぶごえ
生まれたばかりの赤ちゃんが最初にあげる泣き声。転じて、物事が新たに誕生すること。

4 きしゅつ
すでに示されていること。「がいしゅつ」と誤読した政治家がいましたね……。

5 ぎょうずい
湯や水を入れたたらいの中で、汗を洗い流すこと。「烏《からす》の行水」は入浴時間が短いこと。

6 けなげ
心がけがよく、しっかりしているさま。「いたいけ」と誤読している人が多く見られます。

7 しっぺい
病気。「しつびょう」は誤りです。「疾」「病」のどちらにも、病気の意味があります。

8 すいこう
物事をやりとげること。「ついこう」は誤りです。「完遂《かんすい》」などの同義語があります。

9 かんおう
桜の花を観賞するための宴会。「花見」や「桜狩」なども同じ意味の言葉です。

10 しゃくどう
金を約3～5％含む銅合金。青黒い深みのある色合いから、工芸品に多用されています。

11 ちんちょう
珍しいものとして大切にすること。「重宝《ちょうほう》」のように、「重」は「ちょう」と読みます。

12 はんれい
本の巻頭などで、編集方針や使用法などを説明したもの。「凡」は、「すべて」の意味。

13 らいさん
立派であるとして、ほめたたえること。「礼《らい》拝《はい》」のように、礼は「らい」と読みます。

14 けれんみ
はったりやごまかしを利かせて、世間受けを狙うこと。正当ではない、邪道なやり方。

15 こうずか
風流なことを好む人。なお、「好事（喜ばしいこと）」は「こうじ」と読みます。

16 みみどしま
聞きかじりの知識が多い若い女性。実体験が乏しいのに、性知識を得意そうに話す女性。

マメ知識 答え

松島《まつしま》（宮城県）・天橋立《あまのはしだて》（京都府）・厳島《いつくしま》（広島県）

いずれも砂浜と樹林が織りなす海岸風景が美しく、島国・日本らしい景勝地として有名です。江戸時代の儒学者・林鵞峰（はやしがほう）が、その著書で紹介したのが由来とされています。

うっかり間違えやすい漢字をおさらい。AとBのどちらが正しいか、答えてください。

答えは次ページ

1 アイコトバ
A 合言葉
B 相言葉

2 イッカン
A 一環の終わり
B 一巻の終わり

3 ウチョウテン
A 有頂天になる
B 有頂点になる

4 カイシン
A 会心の出来
B 快心の出来

5 カイドク
A お買得
B お買徳

6 キマジメ
A 生真面目な人
B 気真面目な人

7 キュウ(ス)
A 万事休す
B 万事窮す

8 ショウスウ
A 小数意見
B 少数意見

9 タブン
A ご多聞に漏れず
B ご多分に漏れず

10 ノ(ル)
A 乗るか反るか
B 伸るか反るか

11 フコウ
A 親不孝な奴
B 親不幸な奴

12 ミエ
A 大見栄を切る
B 大見得を切る

マメ知識
▶日本三名園、3つとも言えますか？（答えは次ページ）

答え

1 A 合言葉

前もって決めておいて、戦時中などに味方であることを確認する合図の言葉。または、仲間内の信条として掲げる言葉。

2 B 一巻

物事の結末がついてしまうことで、特に死ぬことを表します。「一巻からなる物語が終わる」という意味にちなみます。

3 A 有頂天

喜びの絶頂にいること。もともとは仏教用語で、「天の中の最上にある天」を意味するサンスクリットの漢訳とされます。

4 A 会心

心にかなって満足すること。「快心」が単に心地よいことを表すのに対し、期待通りの結果であることを意味しています。

5 A 買得

割安感があり、買ったほうが得であること。「お買徳」という宣伝文句も見られますが、本来の正しい使い方ではありません。

6 A 生真面目

まじめすぎて、融通が利かない性格。「生」は、「何も加えられないまま、自然のまま」という意味。

7 A 休す

「万事休す」は、それ以上にできることがなく、すべて終わりであること。「休す」は、終わりになること。

8 B 少数

「少数意見」は、多数を占めなかった少数派の意見。「小数」は、数学において0・1など1よりも小さい数のこと。

9 B 多分

大多数の意見や行動。「ご多分に漏れず」で「世間と同じように、例外ではなく」という意味になります。

10 B 伸る

「伸るか反るか」は、成功するか失敗するかを運に任せ、思いきって物事を行うこと。勝負ごとなどで使われます。

11 A 親不孝

親を大切にしないで、不孝を重ねること。「親孝行」の対義語なので、「不幸」ではなく「不孝」になると覚えましょう。

12 B 見得

カッと目を見開いてポーズをとる歌舞伎の演技。「大見得を切る」は、大げさな態度や言動をして、自信のほどを示すこと。

マメ知識 答え

偕楽園《かいらくえん》（茨城県）・兼六園《けんろくえん》（石川県）・後楽園《こうらくえん》（岡山県）

いずれも広大な園内に通路が設けられ、池や橋、茶亭などをめぐる「回遊式庭園」になっています。偕楽園は水戸徳川家、兼六園は加賀藩前田家、後楽園は岡山藩池田家により築かれました。

「昨日《きのう》」「小豆《あずき》」のように熟語に特別な読みを当てた熟字訓・当て字に挑戦。以下の言葉の読みを答えてください。

答えは次ページ

1 産土

2 流石

3 素人

4 竹刀

5 欠伸

6 蚊帳

7 浴衣

8 狼煙

9 雑魚

10 為替

11 固唾

12 十八番

13 案山子

14 美人局

15 寄生木

16 青海原

マメ知識 ▶ 日本三大松原、３つとも言えますか？（答えは次ページ）

答え

1 うぶすな

生まれた土地、先祖伝来の地。または、生まれた土地の守り神である「産土神《うぶすながみ》」の略。

2 さすが

期待の通りだと感心すること。または、そのままではすべて容認できないさま。

3 しろうと

ある物事に未熟な人。白塗りしただけで芸のない「白人《しろひと》」という芸人が語源とされます。

4 しない

剣道で用いる竹製の刀。もともとは「竹が撓《しな》う」ことから「撓い竹」と書きました。

5 あくび

一説では、脳内にこもった熱を放出させるためのクールダウンの役割があるのだとか。

6 かや

蚊を防ぐため、寝床を覆う吊り下げ式の網。「蚊帳の外」は、仲間はずれにされること。

7 ゆかた

木綿で作られた和服。平安貴族が湯上りのときに着ていた「湯帷子《ゆかたびら》」が語源とされます。

8 のろし

警報や合図として、火を焚いて高く上げる煙。狼の糞で火を起こしたそうです。

9 ざこ

いろいろな種類が交じった小魚。転じて、地位の低い者や取るに足らない者のこと。

10 かわせ

現金の送付の代わりに、手形や小切手などのやりとりで送金処理する仕組み。

11 かたず

緊張したときに口にたまる唾。「固唾を呑む」は、事のなりゆきを心配して緊張するさま。

12 おはこ

最も得意なこと。お家芸の歌舞伎十八番の台本を、市川家が箱内に保管したことに由来。

13 かかし

鳥や獣を追い払うため、田畑に立てる人形。転じて、見かけだけで能力がない人。

14 つつもたせ

男女が共謀して他の男を誘惑し、それを言いがかりにして金銭などをゆすり取ること。

15 やどりぎ

他の樹木に寄生する草木の総称。または、ヤドリギ科の常緑低木のヤドリギのこと。

16 あおうなばら

青く広々とした海。「大海原《おおうなばら》」とほぼ同じ意味ですが、色彩豊かな海を連想させます。

マメ知識 答え

三保《みほ》の松原（静岡県）・気比《けひ》の松原（福井県）・虹《にじ》の松原《まつばら》（佐賀県）

いずれも海沿いの砂浜に青々とした松が生い茂る景勝地。なかでも三保の松原は、古くから和歌や能などの舞台として登場し、天女が羽衣をかけたという羽衣伝説の地として有名です。

発音が同じでも意味が異なる同音異義語。カタカナで示した読みをヒントに、空欄に当てはまる漢字を書いてください。

答えは次ページ

1 イシ
A 病院で働く□□
B 反対を□□表示する

3 カンショウ
A 名作映画を□□する
B □□にひたる

5 コウシン
A 世界記録を□□
B □□曲に合わせて入場

7 ショウジョウ
A 風邪の□□を訴える
B □□を授与した

2 カイテイ
A □□油田を探査せよ
B 乗車運賃を□□する

4 キカク
A 日本工業□□
B 宴会を□□した

6 コウセイ
A 全3巻で□□された本
B 福利□□を充実させる

8 チョウショ
A 尋問して□□をとる
B 勤勉こそ私の□□だ

マメ知識 ▶常用漢字2136字の中で、最も画数が多い漢字は？（答えは次ページ）

答え

1
A 医師
B 意思

「意志」は、物事を成し遂げようとする心。何かを実現するだけでなく、阻止しようとする強い気持ちも含みます。「意思」は、思いや考えという意味で主に使われます。

3
A 鑑賞
B 感傷

「鑑賞」は、芸術作品に触れてそのよさを味わい、理解すること。「感傷」は、物事に感じて心を痛めること。つまり、センチメンタルな気持ちを指します。

5
A 更新
B 行進

「更新」は、今あるものを新しく改めること。「更」には「入れ替える」という意味があります。「後進」は、学問や仕事などで先人がたどった道を後から進む人、つまり後輩のこと。

7
A 症状
B 賞状

「症状」は、病気や傷の状態。「賞状」は、成績優秀者や功績を挙げた人や団体に対し、それをほめたたえる書状のこと。なお「ひょうしょうじょう」は「表彰状」と書きます。

2
A 海底
B 改定

「海底」は文字通り、海の底。「改定」は、法律や制度などを改めて、新しく定めること。文章の内容を改める「改訂」と混同されがちなので、注意しましょう。

4
A 規格
B 企画

「規格」は、生産や使用に便利なよう、工業製品や材料、工程などに対して定めた基準のこと。「企画」は、物事（主に新しく始める事柄）を行うために計画を立てること。

6
A 構成
B 厚生

「構成」は、複数の要素があるものを一つのものに組み合わせること。「厚生」は、健康を維持、増進して生活を豊かにすること。福利厚生、厚生労働省などの熟語でおなじみです。

8
A 調書
B 長所

「調書」は、調べた事実が書かれた文書。特に、裁判所などが作成する公文書のこと。「長所」は、性質や能力などで優れた点のこと。優れていることを「長ずる（長じる）」と言います。

マメ知識 答え

鬱（29画）

常用漢字とは、公用文書や新聞、放送など、一般の社会生活で漢字を使用する際の目安として示されているもの。29画の「鬱」に続き、23画の「鑑」があります。

「言う」と「話す」のように、意味が似ている類義語のペアが並んでいます。読みに合う漢字を空欄に当てはめてください。

答えは次ページ

1　遺《い》品《ひん》　□《かた》見《み》

2　肝《かん》□《よう》　肝《かん》心《じん》

3　介《かい》護《ご》　介《かい》□《ほう》

4　簡《かん》単《たん》　容《よう》□《い》

5　激《げき》励《れい》　鼓《こ》□《ぶ》

6　削《さく》除《じょ》　抹《まっ》□《しょう》

7　残《ざん》念《ねん》　□《い》憾《かん》

8　対《たい》等《とう》　互《ご》□《かく》

9　難《なん》局《きょく》　□《きゅう》地《ち》

10　忍《にん》耐《たい》　□《が》慢《まん》

11　民《みん》意《い》　世《よ》□《ろん》

12　綿《めん》密《みつ》　□《さい》心《しん》

マメ知識　数を数えるのに使う「正」の字。江戸時代は違う漢字が使われていましたが、その漢字は？（答えは次ページ）

答え

1 遺品 形見

死んだ人が残したもの。「形見」は、残された品物を見てその人の形（姿）が見えてくるという意味にちなみます。

4 簡単 容易

やさしいこと。厳密には、「容易」は困難ではないこと、「簡単」は複雑ではないことという違いがあります。

7 残念 遺憾

期待通りにならず、物足りなく思うこと。「遺憾の意を表明する」は、相手の心ない言動に抗議するという意味。

10 忍耐 我慢

耐え忍ぶこと。「我慢」は、我に執着して自尊心が強いことを意味する仏教用語に由来しています。

2 肝要 肝心

最も重要なこと。「肝心（肝腎）」は、肝臓と心臓（腎臓）が大切な臓器であることに由来するそうです。

5 激励 鼓舞

励まして奮い立たせること。「鼓舞」は、鼓《つづみ》を打って舞を舞い、士気を高めていたことに由来する言葉。

8 対等 互角

双方に優劣の差がなく、同程度であること。「互角」は、牛の2本の角に大小の差がないことに由来する言葉。

11 民意 世論

世間一般の意見。「世論」は本来「せろん」でしたが、「輿《よ》論《ろん》」の書き換えとして「よろん」とも読ませることに。

3 介護 介抱

病人やけが人などの世話をすること。「介」には「介添えする、助ける」という意味があります。

6 削除 抹消

消すこと。厳密には、「削除」は文字などの一部を削り取って消すこと、「抹消」は塗りつぶして消すこと。

9 難局 窮地

困難な状況。「窮」の字は、穴の中に躬（み）を置く形を表し、身動きがとれないという意味になります。

12 綿密 細心

細部まで注意が行き届いていること。「綿密」の「綿」は細かいこと、「密」は隙がないことを表します。

マメ知識 答え

玉

商人が使うそろばんを連想させるといった理由から「玉」が使われました。数える際には通常の書き順ではなく、「一」「二」「三」「王」「玉」の順に書いていたそうです。

「上がる」と「下がる」のように反対の意味となる対義語のペアが並んでいます。読みに合う漢字を空欄に当てはめてください。

答えは次ページ

1 一《いっ》般《ぱん》　特《とく》□《しゅ》

2 炎《えん》暑《しょ》　酷《こっ》□《かん》

3 勤《きん》勉《べん》　□《たい》惰《だ》

4 左《さ》遷《せん》　□《えい》転《てん》

5 諮《し》問《もん》　答《とう》□《しん》

6 充《じゅう》実《じつ》　□《くう》虚《きょ》

7 絶《ぜっ》対《たい》　□《そう》対《たい》

8 分《ぶん》析《せき》　□《そう》合《ごう》

9 保《ほ》守《しゅ》　□《かく》新《しん》

10 模《も》倣《ほう》　創《そう》□《ぞう》

11 具《ぐ》体《たい》的《てき》　抽《ちゅう》□《しょう》的《てき》

12 主《しゅ》観《かん》的《てき》　□《きゃっ》観《かん》的《てき》

マメ知識 ▶いろは歌、最後まで言えますか？（答えは次ページ）

答え

1 一般 特殊

「一般」は、広く全体に共通して成り立つこと。「特殊」は、限られた範囲でしか当てはまらないこと。

2 炎暑 酷寒

「炎暑」は、燃えさかる炎を思わせる真夏の暑さ。「酷暑」は、凍えるような真冬の厳しい寒さ。

3 勤勉 怠惰

「勤勉」は、仕事や勉強などに一生懸命に励むこと。「怠惰」は、気持ちがゆるんでだらしないこと。怠けること。

4 左遷 栄転

「左遷」は、低い地位や役職に落とされること。「栄転」は、よりよい地位や役職に転任すること。

5 諮問 答申

「諮問」は、専門家や組織などに意見を尋ね求めること。「答申」は、それに対して意見を述べること。

6 充実 空虚

「充実」は、内容が満ち足りていて、十分にあること。「空虚」は、内容がなくて空っぽなこと。

7 絶対 相対

「絶対」は、つり合うものや負かすものが他にないこと。「相対」は、他との関係の上に成立していること。

8 分析 総合

「分析」は、複雑な物事を知るために単純な要素に分けること。「総合」は、別々のものを一つにまとめること。

9 保守 革新

「保守」は、旧来の習慣や制度などを重んじる立場。「革新」は、旧来のものを改め、新しくする立場。

10 模倣 創造

「模倣」は、すでにできているものをまねること。「創造」は、新しいものをはじめて作り出すこと。

11 具体的 抽象的

「具体的」は、形や内容を伴って実体があるさま。「抽象的」は、頭の中だけで、実体がないさま。

12 主観的 客観的

「主観的」は、当事者のものの見方。「客観的」は、当事者ではない第三者の立場からのものの見方。

マメ知識 答え いろはにほへとちりぬるを（色は匂えど散りぬるを）わかよたれそつねならむ（我が世誰ぞ常ならん）うゐのおくやまけふこえて（有為の奥山今日越えて）あさきゆめみしゑひもせす（浅き夢見じ酔いもせず）

外国語をもとにしてできた「カタカナ語」。空欄に当てはまる漢字を書き、カタカナ語を漢字で言い換えてください。

答えは次ページ

1 アウトソーシング
↓
□部委託

2 イノベーション
↓
技術□新

3 コミュニティ
↓
地域□会

4 ソリューション
↓
問題□決

5 モニタリング
↓
継続監□

6 モラトリアム
↓
猶□期間

7 アカウンタビリティ
↓
説明責□

8 コンプライアンス
↓
法令遵□

9 ヘイトスピーチ
↓
憎□表現

10 パンデミック
↓
感□爆発

11 ロックダウン
↓
都市封□

12 タックスヘイブン
↓
租□回□地

マメ知識 近年耳にする「タイパ」というカタカナ語。その意味は？
（答えは次ページ）

答え

1 外部委託
業務の一部を外部の専門組織にゆだねること。人件費削減によるコストダウンを目的とした導入が多く見られます。

2 技術革新
新製品の開発や資源の開拓、新たな生産方式の導入などを指し、経済発展に不可欠な要素の一つとされています。

3 地域社会
居住地域や利害が共通した人たちのつながり。インターネット上の仲間のつながりを指すこともあります。

4 問題解決
「企業が抱える課題や問題を解決する方法」という意味で、ビジネス用語としてよく使われています。

5 継続監視
商品の売れ行きや客層を定期的に調査・分析することなど、さまざまなシーンで用いられる言葉です。

6 猶予期間
非常事態により、法令で債務の支払いを一定期間延期すること。転じて、社会に出る前の青春時代を指すこともあります。

7 説明責任
企業などが情報を開示する責任・義務のこと。株主総会で経営状況を説明するのは、アカウンタビリティの手段の一つです。

8 法令遵守
企業や組織が、法令や規則を守ること。企業不祥事が相次いだことで、重視されるようになった概念です。

9 憎悪表現
特定の民族や国籍の人々への差別をあおるような排外主義的な言動。差別的意図に基づく暴言、暴力を指します。

10 感染爆発
病気が世界的に蔓延し、制御不能になるほど大流行している状態。語源は、ギリシャ語の「パンデミア」。

11 都市封鎖
人々の外出や移動の制限を行うこと。新型コロナウイルスの大流行を抑える目的で、導入が検討されたこともありました。

12 租税回避地
海外企業を誘致するため、税制上の優遇措置を与える国、地域のこと。英領ケイマン諸島やバージン諸島などが代表格。

マメ知識 答え

かけた時間に対する満足度のこと

「タイムパフォーマンス」の略で、費用対効果を表す「コスパ（コストパフォーマンス）」になぞらえた造語。限られた時間で高い満足を求める世相を反映しています。

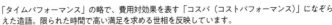

チャレンジ問題

Q1

下の例のように、二字熟語ができるように中央に漢字を入れてください。

難易度 ★☆☆／所要時間　　　分

答えは148ページ

❶

初
↓
粉 → □ → 原
↓
国

❷

奥
↓
金 → □ → 車
↓
茎

❸

白
↓
欧 → □ → 粒
↓
寿

❹

岩
↓
減 → □ → 味
↓
水

例

率
↓
垂 → 直 → 角
↓
伝

中央に漢字を入れて、「率直」「直角」「直伝」「垂直」と、4つの二字熟語ができます。

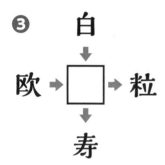

チャレンジ問題

Q2

左上のスタートから矢印の向きに沿って、リストの熟語を矢印の向きに当てはめながら、二字熟語のしりとりを完成させてください。最後に、使われずにリストに残った熟語を答えてください。

難易度 ★★☆／所要時間　　　分　　　答えは148ページ

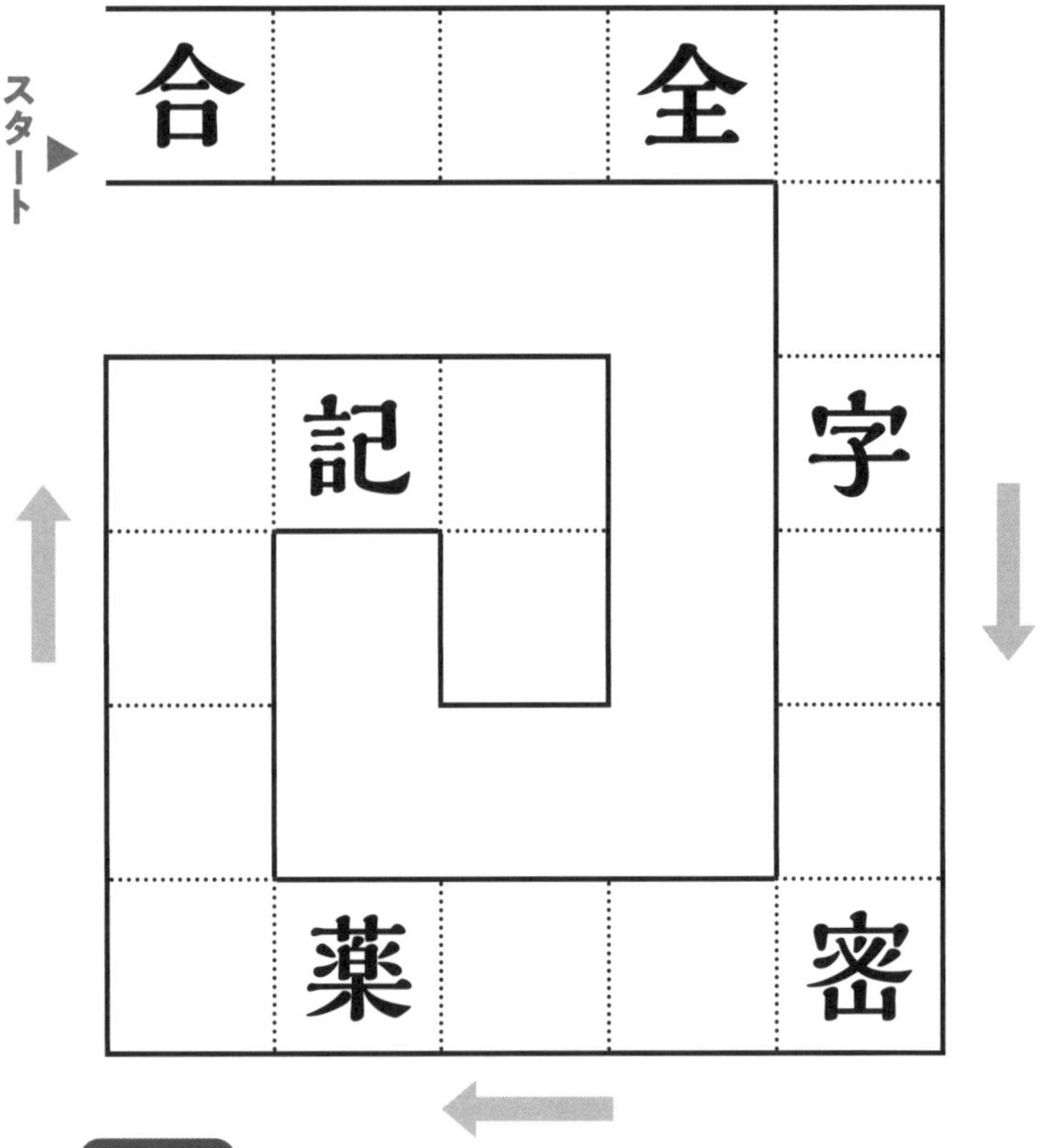

リスト

格安　指名　集中
前日　着目　入学
部活　幕内

解答欄

チャレンジ問題 Q3

例のように、リストの漢字をマスに当てはめて三字熟語のしりとりを完成させてください（リストの漢字は1回ずつ使います）。パズル内の二重マスは、前の熟語の漢字と次の熟語の最初の漢字が重なる部分です。

難易度 ★☆☆／所要時間　　　分　　答えは148ページ

①

▶スタート

夏		
	井	在
	下	

リスト
火 所 場 地 鉄

②

▶スタート

冬		
	浴	
	曜	

リスト
金 軍 光 資 将 日

③

▶スタート

春		
距		外
	集	

リスト
一 長 番 編 離

④

▶スタート

秋		
		介
	似	

リスト
会 魚 刀 評 品 類

例

▶スタート

	鉛	
算		記
	温	

➡

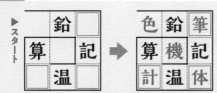

色	鉛	筆
算	機	記
計	温	体

リスト
機計色体筆

色鉛筆▶筆記体▶体温計▶計算機

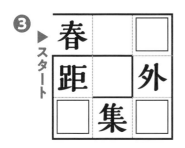

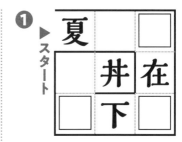

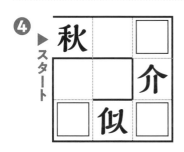

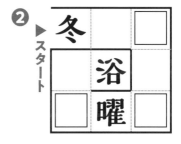

チャレンジ問題 Q4

ひらがなの読みに合わせて、リストの漢字を空欄に当てはめ、同音異義語のペアを９個作りましょう。最後に、使われずにリストに残った２つの漢字を組み合わせてできる二字熟語を答えてください。

難易度 ★☆☆／所要時間　　　分

答えは148ページ

❶

移	□	い
□	憾	かん

❷

過	□	か
□	実	じつ

❸

汽	□	き
□	社	しゃ

❹

公	□	こう
□	援	えん

❺

散	□	さん
□	卵	らん

❻

至	□	し
□	給	きゅう

❼

渋	□	じゅう
□	態	たい

❽

聖	□	せい
□	家	か

❾

要	□	よう
□	心	じん

リスト

後 演 管
貴 急 車
交 産 支
重 渉 人
生 滞 遺
果 火 日
用 乱

解答欄

チャレンジ問題

Q5

ヒントを参考に、リストの漢字を空欄に当てはめ、ほぼ同じ意味の類義語のペアを８個作りましょう。最後に、使われずにリストに残った漢字を答えてください。

難易度 ★☆☆／所要時間　　分

答えは148ページ

❶ 望ましい方向へ　発□ ＝ □歩

❷ 劣っているところ　短□ ＝ □点

❸ 経験がモノを言います　円□ ＝ □練

❹ 他は見えていません　没□ ＝ □中

❺ がっかり　落□ ＝ □望

❻ 返さなくてはいけません　借□ ＝ □債

❼ 役に立っています　寄□ ＝ □献

❽ あっぱれ！　感□ ＝ □服

解答欄

リスト

金貢敬欠言失熟所心
進達胆頭熱負与老

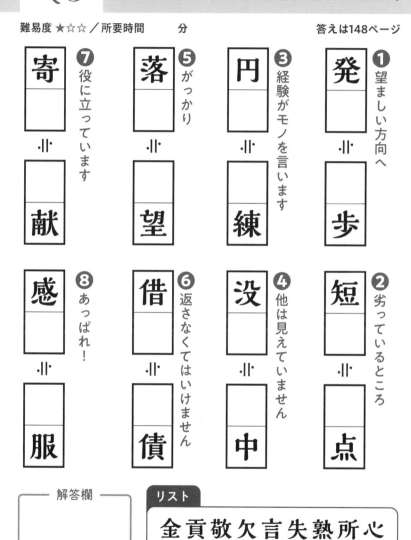

チャレンジ問題

Q6

例のように、★印のマスに同じ漢字を入れて、熟語のペアを作りましょう。そのほかの空欄には、リストの漢字を当てはめます。最後に、リストに残った2つの漢字を組み合わせてできる二字熟語を答えてください。

難易度 ★☆☆ ／所要時間　　　分

答えは149ページ

❶

★	長	室
正	★	

❷

★		像
鍋		★

❸

	★	旗
合	衆	★

❹

	★	券
		★

❺

★		圏
育	★	

例

意	★	
	景	★

↓

意	気	地
好	景	気

リスト
好 地

リスト

員過会回語校
想登半万料

解答欄

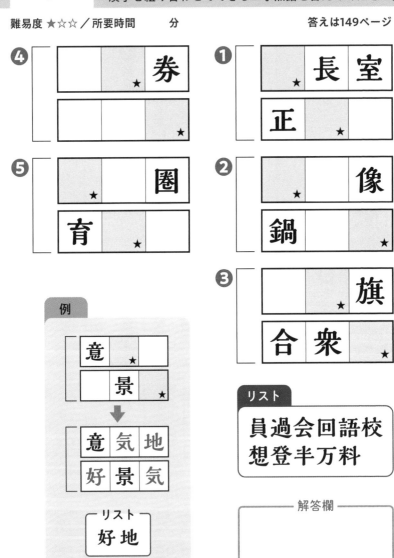

チャレンジ問題 Q7

例のように漢字を組み合わせて、二字熟語または三字熟語を完成させてください。

難易度 ★★☆／所要時間　　分　答えは149ページ

❶

日 ＋ 月 ＋ 寺 ＋ 其 ＝ □□

❷

口 ＋ 求 ＋ 王 ＋ 寸 ＝ □□

❸

糸 ＋ 糸 ＋ 口 ＋ 内 ＋ 士

＝ □□

❹

金 ＋ 制 ＋ 戸 ＋ 失 ＋ 斤 ＋ 衣

＝ □□□

例

竹 ＋ 夕 ＋ 合 ＋ 口 ＝ 名答

チャレンジ問題

Q8

例のように、2つの漢字と送り仮名で熟語ができるよう、リストの漢字を空欄に当てはめてリレーを完成させましょう。なお、できあがる熟語はすべて名詞になります。最後に、使われずにリストに残った漢字を答えてください。

難易度 ★☆☆／所要時間　　分　　答えは149ページ

リスト

違隠映庇会回顔共駆手出焼神人
先足貸遅通倒踏働馴聞又夕頼涸

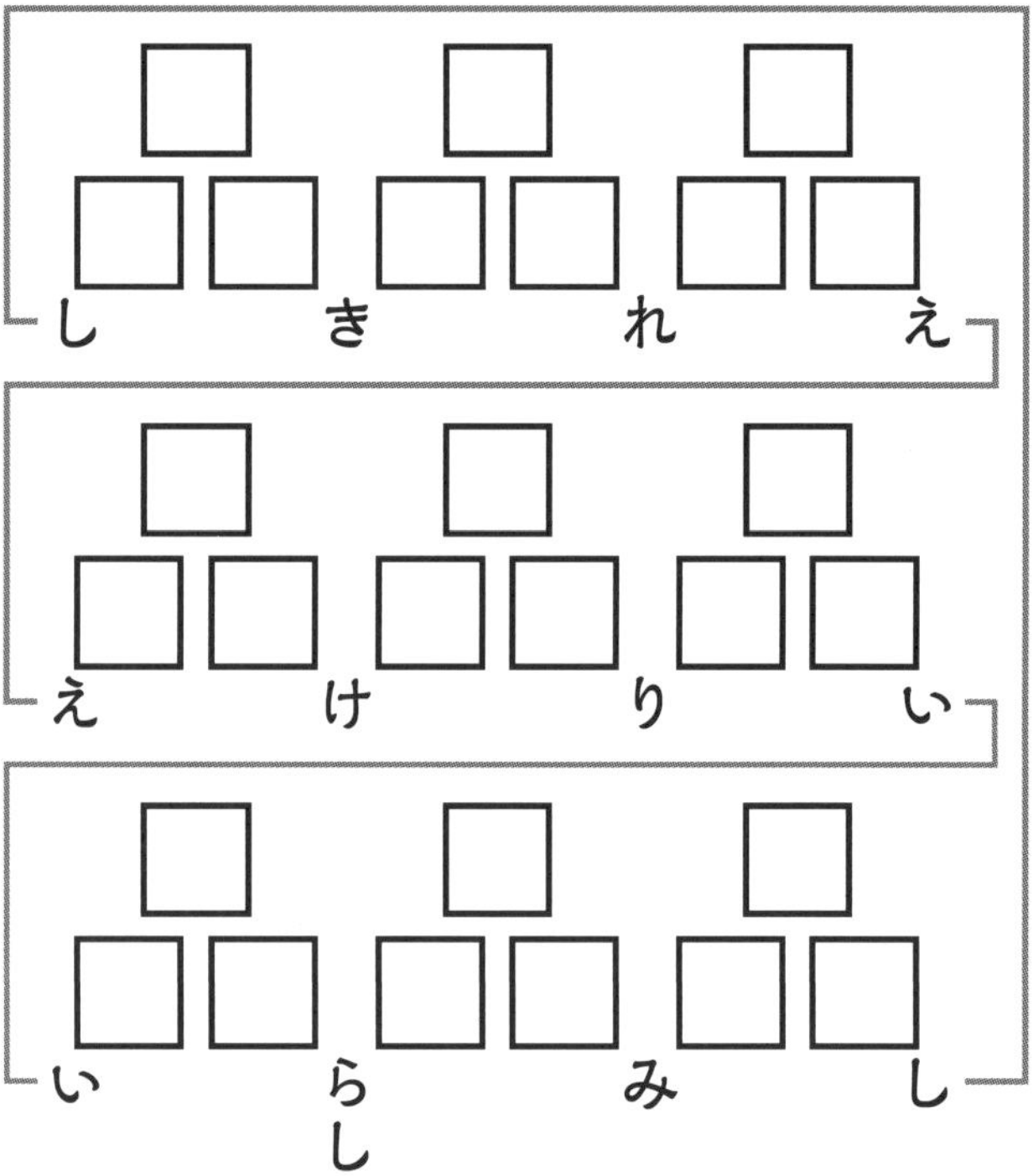

例

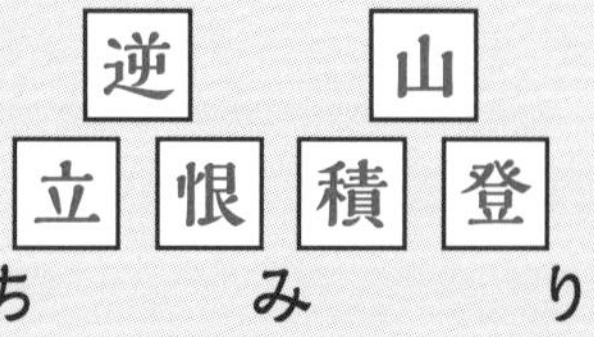

左から、「逆立ち」「逆恨み」「山積み」「山登り」の4つの熟語ができる。

解答欄

チャレンジ問題 Q9

タテに三字熟語、ヨコに五字熟語ができるよう、★印のマスにリストの漢字を入れてください。最後に、リストに残った２つの漢字を組み合わせてできる二字熟語を答えてください。

難易度 ★☆☆／所要時間　　分　答えは149ページ

❶

四		日		動
★	★	★	★	★
王		帳		園

❷

体		頭		全
★	★	★	★	★
計		字		産

❸

千		安		都
★	★	★	★	★
足		理		内

リスト

化 記 区 護 国 財 獣 重 然

鳥 天 念 物 文 保 宝 要

解答欄

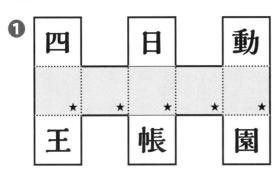

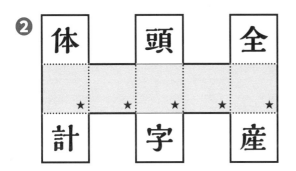

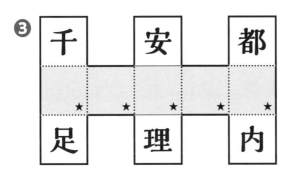

チャレンジ問題

Q10

リストにある日本の地名の漢字を①～⑩の空欄に当てはめ、三字熟語を作りましょう。

難易度 ★☆☆／所要時間　　　分

答えは150ページ

リストの地名の文字順で、①～⑩のそれぞれ、左の空欄から当てはめてください

リスト

青森
市川
金沢
熊本
神戸
千葉
長野
姫路
船橋
松山

❶	□歳飴	□緑素
❷	□百合	□側帯
❸	□写真	□林浴
❹	錬□術	子□山
❺	備□炭	内□手
❻	精□力	江□前
❼	魚□場	河□敷
❽	五葉□	天王□
❾	宇宙□	歩道□
❿	北極□	単行□

チャレンジ問題 Q11

例のように、マスにリストの漢字を当てはめて矢印の方向に二字熟語のクロスワードを完成させてください。最後に、リストに残った2つの漢字を組み合わせてできる二字熟語を答えてください。

難易度 ★☆☆／所要時間　　　分

答えは150ページ

❶

⬇ IQ＝知能〇〇

⬇ 結婚して変わる人も

➡ この人でお願いします！

➡ 1、2、3、4、5……

❷

⬇ 国語辞典で調べる

⬇ ローカル

➡ 我を通す人は〇〇っ張り

➡ 敵の反対

❸

⬇ 〇〇統一を果たした徳川家康

⬇ 地中深くから水をくむ

➡ 部屋の上部にある壁

➡ お酒に弱い人

リスト

意 井 下 戸 交 指 字 数 地 天 点 方 味 名

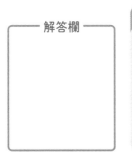

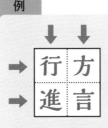

解答欄

例

行	方
進	言

⬇ 足並みそろえて

⬇ 各地の言葉

➡ 遭難により〇〇不明に

➡ 目上の人に意見すること

リスト

行 方 進 言

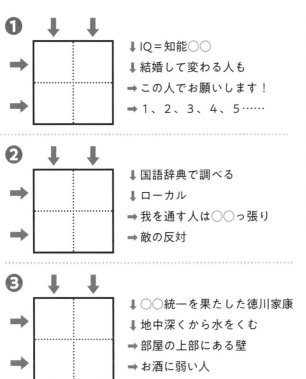

チャレンジ問題

Q12

リストの漢字を使い、例のようにリレー方式で二字熟語を作りましょう。最後に、使われずにリストに残った漢字を答えてください。

難易度 ★☆☆／所要時間　　　分

答えは150ページ

❶ お茶請けに［　　］を出す

↓

❷ ドラマで活躍する［　　］

↓

❸ 多くの作業を［　　］分担してこなす

↓

❹ 文章が長いので［　　］した

↓

❺ 決まった銘柄のお茶を［　　］する

例

軒を貸して［母屋］を取られる

↓

［屋上］からの景色は最高だ

↓

レースでの［上位］進出を狙う

↓

所定の［位置］につく

母屋▶屋上▶上位▶位置

リスト

愛飲菓
割子食
役

解答欄

チャレンジ問題 Q13

東京大学の入試問題で出題された漢字書き取りにチャレンジ。━━線のカタカナを漢字にしてください。

＊2019～21（令和元～3）年度の東京大学前期入試問題で出題された漢字をもとに、問題・解答を作成しています。

難易度 ★★☆／所要時間　　分

答えは150ページ

❶ 海外留学によって国際感覚をツチカう

❷ 社会制度のケッカンを指摘する

❸ 張りつめた神経が、ふとユルんでしまう

❹ コッケイな演技が笑いを誘う

❺ この言葉は意味シンチョウだ

❻ 医療の発展に大きくコウケンした

❼ 食事療法などダイタイ医療に力を入れる

❽ サイキンによる感染症に注意しよう

チャレンジ問題 Q14

下の文章には漢字の誤りが８カ所あります。左ページの文字修正表の指示にしたがって、正しい漢字に直してください（ただし人名や書名に間違いはありません）。

難易度 ★★☆／所要時間　　　分　　　答えは150ページ

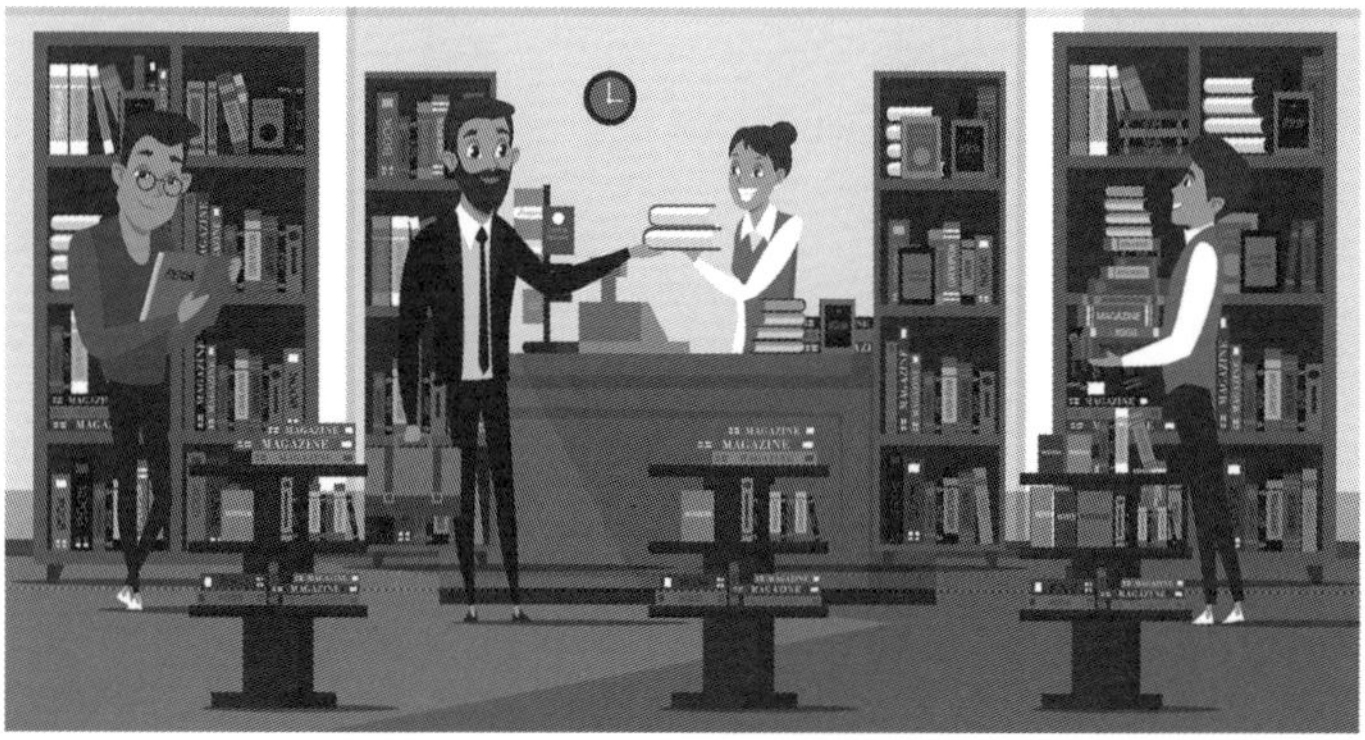

ほぼ毎日利用している身に、年末年始の図書館の休みはつらい。思えば絵本を探したころから、文献や資料を求めて駆け込む現在まで、どれだけお世話になってきたことか。執筆に行き詰まって書棚の間をさまよう日々だ▼司書が細やかに調べ当てる資料は、自力のネット研索では倒達できない。門井慶喜さんの小説『おさがしの本は』で主人公の司書は訴える。「図書館にはレファレンス・カウンターがあり、そこには人間がいるんです。（中略）血の通った人間が」▼高い専問性を持つ司書が、非正規雇用で生活に苦しんでいる。地方自治体が経費削減で正規雇用を減らしているためだ。「手取り9万8千円」の記事に、もしやあの親切な司書さんもと思う▼国が図書館へ「拉致問題関連本の充実」を求めた時

＊文章中に誤りが登場した順で、右の❶から
正しい漢字を入れてください。

文字修正表

	❽	❼	❻	❺	❹	❸	❷	❶
正								
誤								

は、臓書選びに口を出すのかと驚いた。「さまざまな問題や思想が、まんべんなく」ある方が「自分でものを考えられる余地が広がる」と言う門井さんに京感する▼国家介入が行き着く先に、何があるのか。「同性愛宣伝禁止法」が成立したばかりのロシアで、村上春樹さんの本を含む処分リストが図書館に届いたという。ロシアはウクライナ侵攻で、多数の図書館を波壊した▼大英博物館図書館の閲覧室で、マルクスが30年通って座り続け、『資本論』などを書いた「G7」の座席を見たことがある。能力に応じて働き、必要に応じて受け取る——司書受難のいま、この言葉が図書館から生まれたのは被肉というしかない。

2022年12月28日付朝日新聞「天声人語」から

チャレンジ問題 Q15

テレビや新聞、インターネットなどのニュースで使われる漢字の熟語にチャレンジ。━━線のカタカナは漢字、漢字はひらがなにしてください。

難易度 ★☆☆／所要時間　　分　　答えは151ページ

❶ 憲法20条ではセイキョウブンりの原則を定めている

❷ 新型コロナの経済対策として持続化キュウフキンを導入した

❸ ジンコウチノウ（AI）の技術で写真や音楽などが自動生成された

❹ ロシアによるウクライナシンコウは世界中に衝撃を与えた

❺ 沖縄県の尖閣諸島の沖合で、中国船の航行が確認された

❻ 閣僚の更迭劇が相次ぎ、内閣支持率が急降下した

❼ 雑居ビルの火災で、消防局の隊員1人が殉職した

❽ 原油価格の上昇分の一部を補填する措置が取られた

チャレンジ問題

Q16

ニュースで使われる言葉の意味を正しく理解しているのかをチェック。次の①～⑥について、正しいものをA～Cの中から1つ選んでください。

難易度 ★☆☆／所要時間　　　分　　　答えは151ページ

❶「新型コロナウイルスによる危機的状況」を指す言葉は？

A コロナ渦　B コロナ禍　C コロナ下

❷「生活必需品などの消費税率を低く抑える制度」は？

A 量的緩和　B 暫定税率　C 軽減税率

❸ ドル円相場が円安になるのは？

A 1ドル150円から125円に変動すること
B 1ドル125円から150円に変動すること
C 日本製品の輸出を促進するため、価格を下げること

❹「線状降水帯」の説明として正しいものは？

A 雨雲が連なって線状にのび、短時間に集中豪雨をもたらす
B 筋を描くように雨粒が地面を叩きつけ、集中豪雨をもたらす
C 線状のわずかなエリアにしか雨が降らず、水不足をもたらす

❺「期日前投票」の説明として正しいものは？

A 仕事や旅行などで投票日に投票できない人のため、投票日前に投票できる制度
B 外出ができない人のため、投票日前に自宅から投票用紙を郵送して投票できる制度
C 海外に渡航する人のため、外国で投票日前に投票できる制度

❻「EEZ（排他的経済水域）」の説明として正しいものは？

A 他国のすべての船舶の通行を禁止することできる水域
B 国の主権が及ぶ、沿岸から12海里（約22km）以内の水域
C 天然資源の調査・開発や漁業活動などが自由に行える水域

チャレンジ問題

Q17

上と下の絵の中には、20の漢字がそれぞれ隠れています。上の絵にはなくて、下の絵だけにある漢字を3つ答えてください。

難易度 ★☆☆ ／所要時間　　　分　　　答えは151ページ

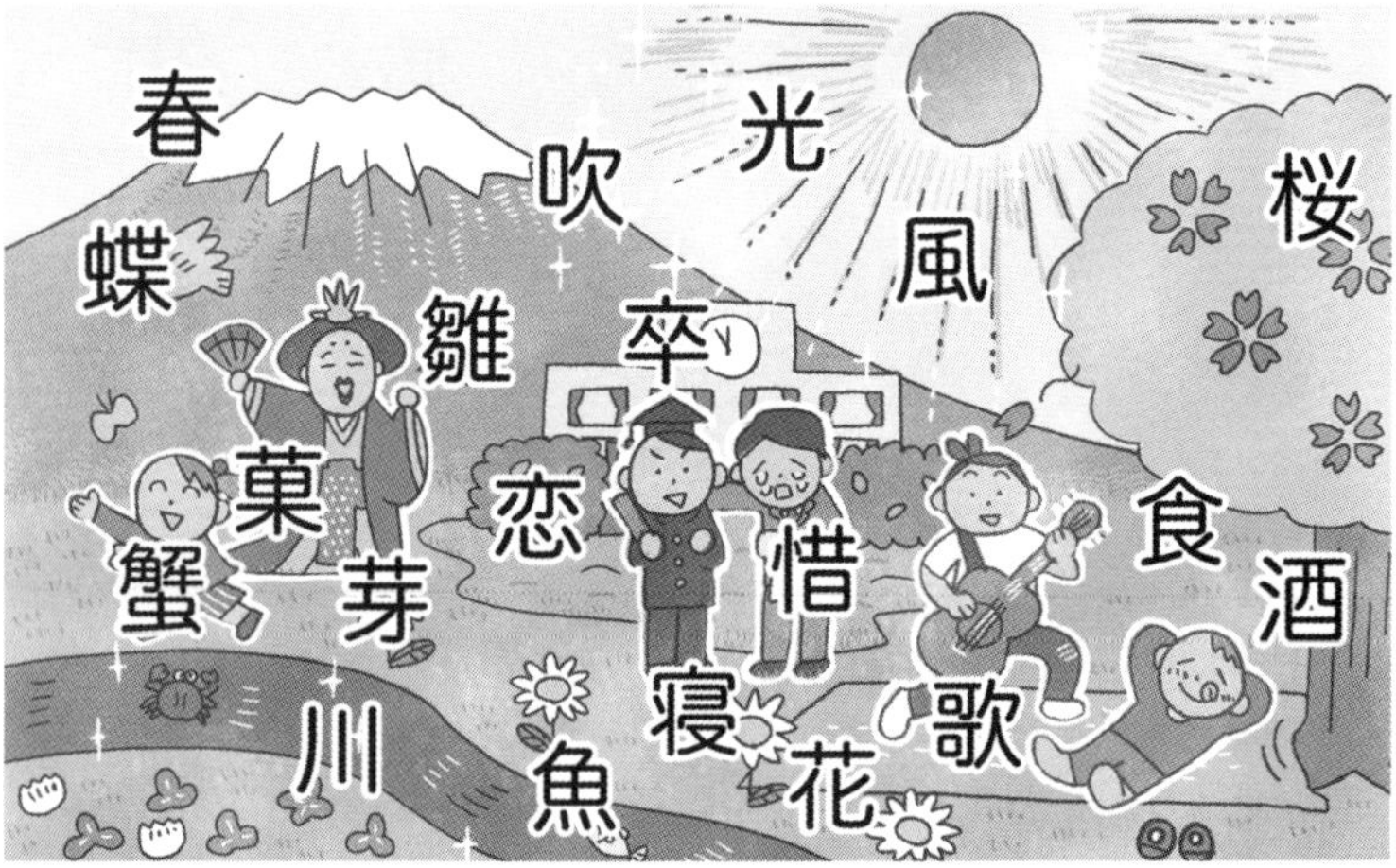

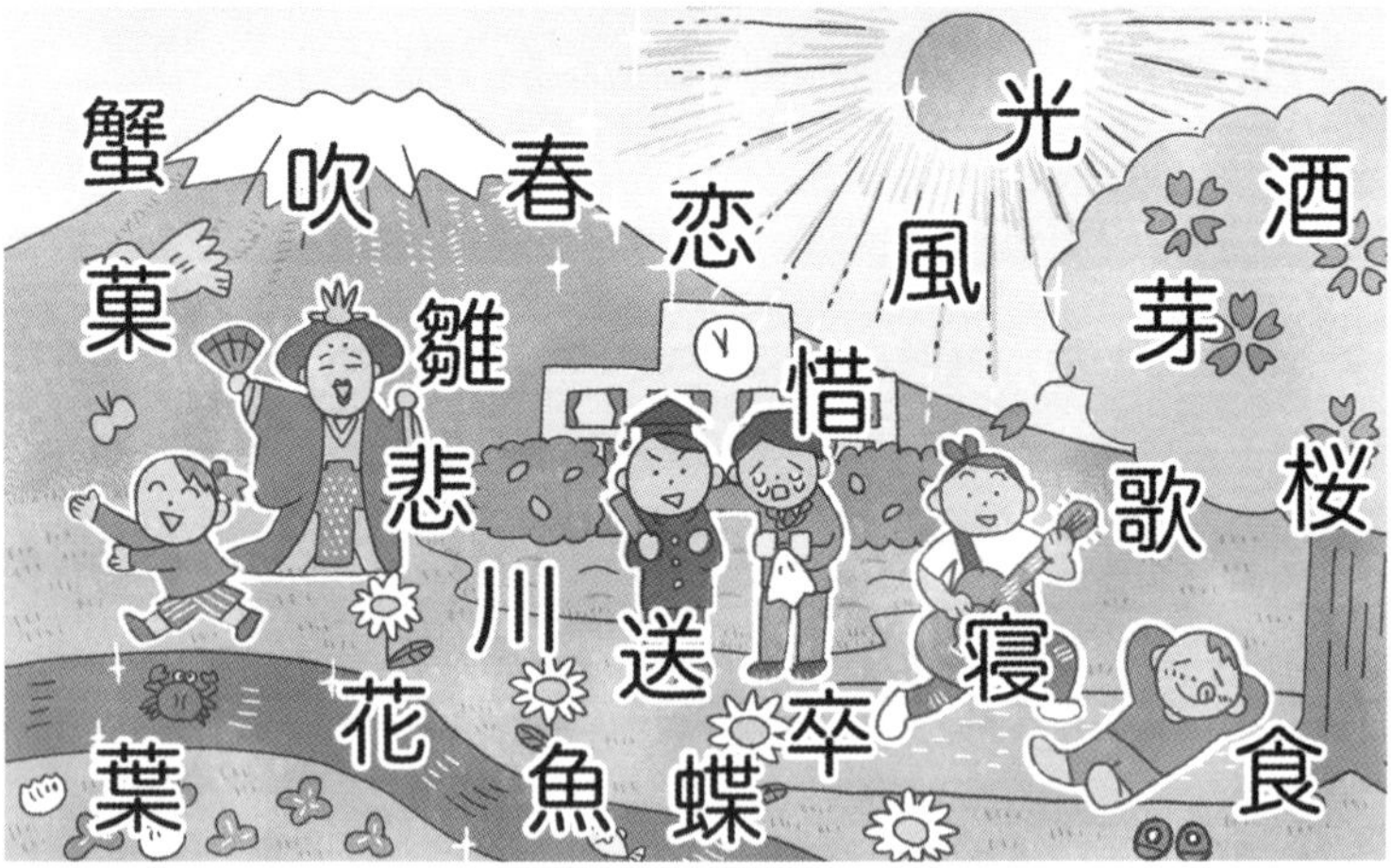

解答欄

第2章

知ってたら自慢できるジャンル別難読漢字・熟語

珠玉の112語のおさらい&チャレンジ問題9問

第2章

本章では、知らなければなかなか読めない難読熟語をジャンルごとにチェック。チャレンジ問題（P55～65）では、熟語が読めなくても解ける問題が多いので、よく考えて取り組んでみましょう。

漢字力レベル診断

P41～54の熟語問題（全112問）で、どのくらい正解したか採点してみましょう。

85問以上正解　博士レベル
70問以上正解　秀才レベル
55問以上正解　一般レベル

～ 第２章の言葉 ～

もうこれで満足だというときは、
すなわち衰えるときである

渋沢栄一《しぶさわえいいち》
（実業家／1840～1931）

P64-65 チャレンジ問題の解き方

リストにある熟語について、タテ、ヨコ、ナナメで一直線になっているところを探してください。

「右から左」、「下から上」の向きで読むことや、文字が重なることもあります。

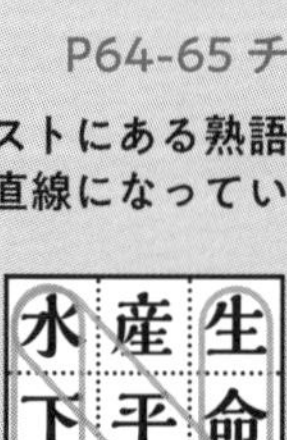

水	産	生
下	平	命
地	平	線

リスト
水平線　生命線
地下水　地平線

身近な生活用品や特定の場所にしかないグッズなど、さまざまな物の名前が並んでいます。漢字の読みを答えてください。

答えは次ページ

1 炬燵

2 卓袱台

3 型録

4 紙縒

5 筵

6 仮漆

7 杓文字

8 抽斗

9 熨斗

10 蝶番

11 如雨露

12 注連縄

13 作務衣

14 護謨

15 合羽

16 自鳴琴

マメ知識 ▶落語の世界で、「やかん」とは何のこと？（答えは次ページ）

答え

1 こたつ

木枠に布団をかけて熱源を囲み、暖をとる暖房器具。「炬」は、松《たい》明《まつ》を意味します。

2 ちゃぶだい

四本脚の丸い座卓。決まりかけた物事をご破算にすることを「卓袱台返し」と言います。

3 カタログ

商品や展示物、営業内容などを並べた印刷物。目録や説明書、案内書などのこと。

4 こより

その名の通り、細長い紙を縒《よ》り合わせて糸のようにしたもの。とじ紐などに使います。

5 むしろ

わらなどで編んで作る敷物。批判を受けていたたまれないことを「針の筵」と言います。

6 ニス

木材などの表面を保護するために使う塗料の一種。光沢のある仕上がりになります。

7 しゃもじ

ご飯をすくい、茶碗や皿に盛りつけるために使う道具。汁物用は「お玉杓子（お玉）」。

8 ひきだし

タンスなどに取りつけ、抜き差しできるようにした箱。「1杯、2杯……」と数えます。

9 のし

熨斗紙や祝儀袋などの右上に添える飾り。薄くのばした鮑《あわび》を贈答品に添えた風習の名残。

10 ちょうつがい

開き戸などが自由に開閉できるように取りつける金具。蝶に似た形にちなむ言葉。

11 じょうろ

草木などに水をやる道具。漢字表記は、「雨《う》露《ろ》の如《ごと》し」の意味と、音にちなんだ当て字。

12 しめなわ

神を祭る神聖な場所を区切るために張る縄。「標縄」「七五三縄」などとも書きます。

13 さむえ

禅宗の僧侶が雑事（作務）を行うときに着る衣服。単に、ラフな部屋着を指すことも。

14 ゴム

やわらかい弾力を持った物質。ゴム加工の会社名で、現在も「護謨」の表記が見られます。

15 かっぱ

雨具の一種。「合羽」は、ポルトガル語で雨や雪を防ぐ外套を指す「capa」の当て字。

16 オルゴール

機械仕掛けで曲が自動的に流れる装置。ピアノは「洋琴」、アコーディオンは「手風琴」。

マメ知識 答え

知ったかぶり（知ったかぶりする人）のこと

古典落語の「薬缶（やかん）」が由来。物知りであることを自慢する隠居が、これを困らせてやろうとする男に問い詰められ、迷解答を披露する噺です。

暦や年中行事など、さまざまな四季の言葉が並んでいます。
漢字の読みを答えてください。

答えは次ページ

1 如月

2 風待月

3 啓蟄

4 霜降

「しもふり」とも読みますが……

5 半夏生

6 麦秋

7 時雨

8 東風

「ひがしかぜ」「とうふう」とも読みますが……

9 盂蘭盆会

10 陽炎

11 雪洞

「せつどう」とも読みますが……

12 十六夜

「じゅうろくや」とも読みますが……

13 空蝉

14 薄氷

「うすごおり」「はくひょう」とも読みますが……

15 新嘗祭

16 追儺

マメ知識 ▶ 主にすし屋の業界用語で、「えんそ」とは何のこと？（答えは次ページ）

答え

1 きさらぎ
旧暦の2月のこと。衣服を更に重ね着するから「衣更着《きさらぎ》」になったのが由来とされます。

2 かぜ《(ざ)》まちづき
旧暦の6月の異称。蒸し暑さに耐えて風が吹くのを待つという意味から。

3 けいちつ
二十四節気の一つで、3月6日頃。春の到来で、土中から虫がはい出る時期に当たります。

4 そうこう
二十四節気の一つで、10月24日頃。気温がぐっと下がり、霜が降りる時期に当たります。

5 はんげしょう
七十二候の一つで、7月2日頃。農家では、田植えを終える目安の日になっていました。

6 ばくしゅう
麦の収穫の時期で、初夏の5～6月頃。この時期の麦畑は、黄金色に輝いて見えます。

7 しぐれ
秋の終わりから冬の初めにかけて、一時的に降ったり止んだりする雨のこと。

8 こち
早春に吹く東寄りの風。寒気が緩み、春の到来を告げる風として喜ばれました。

9 うらぼんえ
先祖を供養する行事。お盆のこと。多くは8月に行われますが、7月に行う地域もあります。

10 かげろう
春のうららかな日に、地上から立ち上る水蒸気によって光がゆらいで見える現象。

11 ぼんぼり
紙や布の火袋《ひぶくろ》で覆ったろうそく用の灯具。「ぼんやり見える」からこの名がついたとも。

12 いざよい
旧暦16日の月。「いざよう」は、ためらうの意味。十五夜よりやや遅れて出てくるから。

13 うつせみ
セミの抜け殻のこと。夏の終わりを表す季語で、「空」は空っぽの意味。

14 うすらい
薄く張った氷。春先の、軽く触れただけですぐに消えてしまうような氷を指します。

15 にいなめさい／しんじょうさい
11月23日に行う宮中祭事。米の収穫を祝って天皇が新米を神々に供え、自らも食します。

16 ついな
大晦日に悪鬼を払って新年を迎える、平安時代の宮中儀式。節分の豆まきの起源。

マメ知識 答え

板前など従業員が食べるまかない料理のこと

漢字で書くと「塩噌」。「塩」は漬物、「噌」は味噌汁のことで、まかない料理といえば「ご飯・塩漬け・味噌汁」ということに由来するとされます。

大型のほ乳類や昆虫など、さまざまな動物の名前が並んでいます。漢字の読みを答えてください。※標準的な和名で答えください

答えは次ページ

1 蝙蝠

2 石竜子

3 駱駝

4 羊駝

5 土竜

6 守宮

7 河馬

8 栗鼠

9 熊猫

10 蚯蚓

11 蝲蛄

12 蝸牛

「かぎゅう」とも読みますが……

13 飯匙倩

14 馴鹿

15 家鴨

16 蟷螂

マメ知識

▶警察用語で、「さんずい」とは何のこと？（答えは次ページ）

答え

1 コウモリ
飛膜という翼で空が飛べる小型ほ乳類。夜行性で、日没から活動を開始します。

2 トカゲ
ヤモリやカナヘビなどトカゲ亜目のは虫類の総称。「蜥蜴」とも書きます。

3 ラクダ
ラクダ科のほ乳類。背中のこぶに脂肪が蓄えられるので、水なしで10日ほど生きられます。

4 ラマ
ラクダ科のほ乳類。ラクダに似ていますが、こぶがないので「コブナシラクダ」とも。

5 モグラ
モグラ科のほ乳類。前足はシャベル状で、地中にトンネルを掘って生活します。

6 ヤモリ
人家などにすむトカゲの仲間。害虫を食べることから、家を守るとして「守宮」の表記に。

7 カバ
ゾウやサイに次ぐ陸上の大型ほ乳類。川や湖などの水辺で、群れを作って暮らします。

8 リス
リス科のほ乳類。栗などの木の実を好み、丈夫な前歯で硬い殻を割ることができます。

9 パンダ
通常はジャイアントパンダのこと。中国語の「熊猫《ションマオ》」に、パンダの読みを当てました。

10 ミミズ
土中にすむ紐状の生物。落ち葉や泥などをえさにし、体節を伸縮させて移動します。

11 ザリガニ
大きなハサミが特徴の甲殻類。フランスや中国などでは高級食材として食されます。

12 カタツムリ
でんでんむしの名でおなじみ。うずまき状の殻を背負い、畑や木などをはって進みます。

13 ハブ
猛毒を持つヘビ。ハブの頭がご飯を盛る匙《さじ》のような形なので、この当て字に。

14 トナカイ
飼い馴らされた鹿という意味。サンタクロースのそりを引っ張ることでおなじみ。

15 アヒル
水辺で生活する水鳥。卵や肉を採るため、野生のマガモを飼い馴らして作られました。

16 カマキリ
カマキリ科の昆虫の総称。前脚が鎌のように鋭く曲がり、小さな昆虫を捕獲します。

マメ知識 答え

汚職事件

「汚職」の「汚」の部首がさんずいであることに由来します。このほか、詐欺事件は「詐」の字から「ごんべん」、窃盗や空き巣は「窃」の字から「うかんむり」と呼ばれています。

海や川などにすむ水の生き物の名前が並んでいます。漢字の読みを答えてください。※標準的な和名で答えください

答えは次ページ

1 烏賊

2 介党鱈

3 虎魚

4 鮟鱇

5 海月

6 柳葉魚

7 公魚

8 針魚

9 海星

10 翻車魚

11 海鼠

12 海胆

13 寄居虫

14 石首魚

15 海豚

16 河豚

マメ知識 ▶「天ぷら」は日本由来の言葉ではなく、海外からの外来語でした。では、何語が由来になったのでしょう？（答えは次ページ）

答え

1 イカ

腕をのばして烏《からす》を捕まえて食べたという伝説から、「烏を襲う賊」として「烏賊」に。

2 スケトウダラ

タラの仲間。肉は食用やかまぼこの材料となり、卵巣はタラコの材料となります。

3 オコゼ

厳つくてグロテスクな顔が特徴。背びれなどに毒トゲがあり、刺されると激痛が走ります。

4 アンコウ

平べったい体と鋭い歯が特徴。獲物をのんびりと待つから「安康」と呼ばれたとも。

5 クラゲ

傘のような姿が特徴。水中を浮遊する姿が、月のように見えたから「海月」とも。

6 シシャモ

アイヌ語の「ススハム（柳の葉の魚）」が語源で、漢字でも「柳葉魚」と当てました。

7 ワカサギ

公儀御用魚として江戸時代に将軍に献上されたから「公魚」になったと伝わります。

8 サヨリ

突き出た下あごが特徴。スマートな姿と淡白な味で、〝海の貴婦人〟とも称されます。

9 ヒトデ

人の手に見えることから命名。「海星」の漢字表記は、腕の形を星形に見立てたもの。

10 マンボウ

フグの仲間。寸詰まりみたいなユーモラスな姿が特徴で、尾びれや腹びれもありません。

11 ナマコ

高級食材として人気。ずんぐりした鼠《ねずみ》を思わせる姿で岩の間にいることから「海鼠」に。

12 ウニ

食べられる部分（生殖巣）が人の肝（胆）のように見えるので「海胆」とされます。

13 ヤドカリ／ゴウナ

甲殻類の一種。主に巻貝の殻の中に体を収め、貝殻を背負いながら生活します。

14 イシモチ

シログチの別名。浮き袋を伸縮させて「ググッ」という音を出します。

15 イルカ

水族館で人気の生き物。中国語でも「海豚」で、顔が豚に似ているからとされます。

16 フグ

中国では黄河や揚子江など河で見られ、膨れた姿が豚に似ているから「河豚」とも。

マメ知識答え

ポルトガル語

斎日を意味する「temporas（テンポーラ）」が由来とされます（諸説あり）。斎日の期間中は肉食を断つため、代わりに野菜や魚に小麦粉をつけた揚げ物を食べていたそうです。

春夏秋冬を彩る草花など、植物の名前が並んでいます。
漢字の読みを答えてください。※標準的な和名で答えください

答えは次ページ

1 向日葵

2 公孫樹

3 蒲公英

4 杜若

5 糸瓜
「イトウリ」とも読みますが……

6 百日紅

7 紫陽花

8 柘榴

9 仙人掌

10 無花果

11 躑躅

12 風信子

13 石楠花

14 鬼灯

15 車前草

16 翌檜

マメ知識 初夢で縁起がいいとされる「一《いち》富士《ふじ》二《に》鷹《たか》三《さん》茄子《なすび》」は、ある武将が好んだものに由来するという説もあります。それはだれ？（答えは次ページ）

答え

1 ヒマワリ
夏の花の象徴。太陽の動きに花がついて回るとされたことから、その名がつきました。

2 イチョウ
秋には葉が黄色に色づく高木。漢字の表記は、孫の代に実がなる樹という意味から。

3 タンポポ
可憐な黄色い花が咲く野草。漢字表記は、タンポポから作る「蒲公《ほうこう》英《えい》」という漢方から。

4 カキツバタ
初夏に紫色の花を咲かせます。「いずれ菖蒲《あやめ》か杜若」は、優劣がつかずに選べないこと。

5 ヘチマ
長いつるでおなじみ。果実が繊維質であることから「糸瓜《いとうり》」と呼ばれていました。

6 サルスベリ
「百日紅」の名の通り、夏から秋までの100日間ほど鮮やかな紅色の花を咲かせます。

7 アジサイ
梅雨の代名詞。赤、青、紫など花の色が変わることから、花言葉は「移り気」。

8 ザクロ
健康や美容に効果があるとされ、〝女性の果実〟として古くから親しまれていました。

9 サボテン
葉や茎、根に水と栄養分を蓄えるので、乾燥した砂漠などの過酷な環境でも育ちます。

10 イチジク
「無花果」の漢字表記は、花を咲かせず実だけつくように見えたことに由来するそうです。

11 ツツジ
春に筒状の華麗な花を咲かせます。「躑躅《てきちょく》」には、足踏みするという意味もあります。

12 ヒヤシンス
オランダで品種改良された球根植物。無数の小花が花茎に連なるようにして咲きます。

13 シャクナゲ
ツツジの仲間。春から初夏にかけて、房状の大きくて華麗な花を咲かせます。

14 ホオズキ
赤い果実は、日本の夏の風物詩。怪しげな提灯という印象もあって「鬼灯」の表記に。

15 オオバコ
車のわだちの前など道端で育つことから「車前草」。漢方で用いられます。

16 アスナロ
檜に似た常緑針葉樹。「明日は檜になろう」の意味でその名がついたそうです。

マメ知識 答え

徳川家康

▶ 江戸時代の随筆『甲子夜話《かっしやわ》』において、家康の好物が列挙される中にこの言葉があります。初夢として見ることで、家康の力にあやかろうとしたようです。

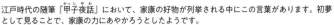

日本の歴史を彩る偉人やだれもが知っている古典の作者など、さまざまな人名が並んでいます。漢字の読みを答えてください。

答えは次ページ

1 大伴家持

2 橘逸勢

3 中大兄皇子

4 正親町天皇

5 源実朝

6 在原業平

7 本阿弥光悦

8 長宗我部元親

9 荻生徂徠

10 本居宣長

11 田沼意次

12 武者小路実篤

13 円山応挙

14 西周

15 十返舎一九

16 東久邇稔彦

マメ知識 首相が執務にあたる首相官邸。現在の建物は2002（平成14）年に使用開始となりました。その当時の首相はだれ？（答えは次ページ）

答え

1 おおとものやかもち
奈良時代の公卿、歌人。現存するわが国最古の歌集『万葉集』の編纂に携わりました。

2 たちばなのはやなり
平安時代前期の貴族、書家。空海、嵯峨天皇とともに「三筆」に数えられる書道の名人。

3 なかのおおえのおうじ
飛鳥時代、第38代天皇。中臣鎌足《なかとみのかまたり》とともに「大化の改新」を成し遂げ、即位して天智天皇に。

4 おおぎまちてんのう
戦国・安土桃山時代、第１０６代天皇。朝廷の権威回復に努めたことで知られています。

5 みなもとのさねとも
鎌倉時代前期、鎌倉幕府第3代将軍。『金槐《きんかい》和歌集』を残し、歌人としても活躍しました。

6 ありわらのなりひら
平安時代前期の貴族、歌人。『伊勢物語』の主人公とされ、数々の恋愛エピソードが。

7 ほんあみこうえつ
江戸時代初期の芸術家。刀剣、書画、陶芸などに通じ、美術工芸界を先導しました。

8 ちょうそかべもとちか
戦国・安土桃山時代の大名。土佐国(高知県)出身で、１５８５（天正13）年に四国統一。

9 おぎゅうそらい
江戸時代中期の儒学者。古文辞学という学派を創設し、『政談』などの著作があります。

10 もとおりのりなが
江戸時代中期の国学者。日本の古典を研究し、『古事記伝』などの著作を残しました。

11 たぬまおきつぐ
江戸時代中期の幕府重臣。老中に上り詰めて活躍した一方、賄賂政治が横行しました。

12 むしゃのこうじさねあつ
明治～昭和時代の小説家、画家。文芸雑誌『白樺』を創刊し、白樺派の代表作家に。

13 まるやまおうきょ
江戸時代中期の画家。日本の伝統的な装飾技法と写実性を融合させて活躍しました。

14 にしあまね
明治時代の思想家。日本初の西洋哲学者とされ、「芸術」「知識」などの言葉の生みの親。

15 じっぺんしゃいっく
江戸時代後期の戯作者。弥次さん・喜多さんで知られる『東海道中膝《ひざ》栗毛《くりげ》』の作者。

16 ひがしくになるひこ
明治～昭和時代の皇族、軍人。第二次大戦後に首相となり、戦後処理に奔走しました。

マメ知識 答え

小泉純一郎《こいずみじゅんいちろう》

首相官邸では、閣僚たちが集まって国政上の重要会議が開かれます。首相官邸に隣接して、首相が住居として日常生活を送る「首相公邸」があります。

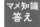

北海道から九州まで、全国各地にある難読駅名が並んでいます。漢字の読みを答えてください。

答えは次ページ

1 倶知安（北海道倶知安町）

2 艫作（青森県深浦町）

3 笑内（秋田県北秋田市）

4 及位（山形県真室川町）

5 愛子（宮城県仙台市）

6 軍畑（東京都青梅市）

7 飯給（千葉県市原市）

8 倶利伽羅（石川県津幡町）

9 浅水（福井県福井市）

10 栄生（愛知県名古屋市）

11 京終（奈良県奈良市）

12 学文路（和歌山県橋本市）

13 美袋（岡山県総社市）

14 特牛（山口県下関市）

15 半家（高知県四万十市）

16 南風崎（長崎県佐世保市）

マメ知識 古都・京都の市内には、日本一長い駅名を持つ駅があります。その駅名は？（答えは次ページ）

※地名の由来は諸説あります。
本ページでは、地元に伝わる伝説を中心に取り上げています。

答え

1 くっちゃん

JR函館本線の駅。「倶知安」はアイヌ語由来の地名で、スキーの聖地として人気。

2 へなし

JR五能線の駅。日本海に突き出た艫作崎に由来し、この岬が船のへさきに見えるとも。

3 おかしない

秋田内陸縦貫鉄道の駅。アイヌ語由来の地名で、〝マタギの里〟として知られています。

4 のぞき

JR奥羽本線の駅。由来は、〝のぞき〟という修行で高い位に及んだ僧侶がいたこと。

5 あやし

JR仙山線の駅。「愛子」は、古くから地元に鎮座する子《こ》愛《あやし》観音堂が由来。

6 いくさばた

JR青梅線の駅。戦国時代の「辛垣《からかい》の戦い」の舞台だったことにちなむ地名。

7 いたぶ

小湊鉄道の駅。壬申の乱に敗れた大友皇子に、村人が飯を振る舞ったという伝説が由来。

8 くりから

IRいしかわ鉄道、あいの風とやま鉄道の駅。倶利迦羅不動を祀《まつ》る堂があったことに由来。

9 あそうず

福井鉄道の駅。北陸街道の旧宿場町で、朝津、麻生津、麻生水とも記されました。

10 さこう

名古屋鉄道の駅。川に挟まれた狭い土地を表す「狭処《さこ》」に由来する地名。

11 きょうばて

JR桜井線の駅。平城京の端部に位置し、「京の果てるところ」を表すと伝わります。

12 かむろ

南海電気鉄道の駅。梅の花の香りが満ちて「香室（火室）」と呼ばれたことが由来。

13 みなぎ

JR伯備線の駅。高梁川のほとりに位置し、「水流れ」が由来とされます。

14 こっとい

JR山陰本線の駅。由来は、牝牛を示す地元の方言の「コトイ」などさまざま。

15 はげ

JR予土線の駅。平家の落人が身を隠すため、「平」の横棒を下にずらして「半」にしたとも。

16 はえのさき

JR大村線の駅。外地から本土に戻った引揚げ者で、戦後に混雑した駅として有名。

マメ知識 答え

等持院・立命館大学衣笠キャンパス前

京福電気鉄道北野線の駅。2020（令和2）年に「等持院」から改称され、文字数17文字、音読数26文字でいずれも日本一となりました。

チャレンジ問題

Q18

①からスタートし、正しい答えを選んで指定された番号の問題に進んでください。間違えずに進めば、9問すべての問題を解くことになります。最後に、9番目の問題の答えはA、Bのどちらか答えてください。

難易度 ★★☆／所要時間　　　分

答えは151ページ

❶ 鳥はどっち？
A 百足 → ❹
B 百舌 → ❻

❷「いきさつ」と読むのは？
A 経緯 → ❾
B 過程 → ❽

❸ 室内の仕切りは？
A 障子 → ❻
B 冊子 → ❼

❹「ピアノ」は？
A 洋琴 → ❺
B 洋弦 → ❸

❺「ゲートボール」は？
A 通球 → ❷
B 門球 → ❽

❻「わずか」と読むのは？
A 些か → ❾
B 僅か → ❼

❼ 雨具は？
A 合羽 → ❷
B 河童 → ❺

❽「そよぐ」と読むのは？
A 戦ぐ → ❸
B 削ぐ → ❹

❾ 手押しの一輪車は？
A 牛車 → ❺
B 猫車 → ❹

解答欄

❶ → □ → □ → □ → □

→ □ → □ → □ → □ → □

9番目の問題の答え

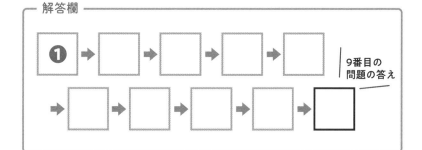

チャレンジ問題 Q19

左上の「蔬菜」からスタートして、漢字の読みでしりとりをしながらタテ、ヨコに進んでください（同じマスは一度しか通れず、ナナメには進めません）。最後にたどりつく、一番下の列の言葉を答えてください。

難易度 ★★☆ ／ 所要時間　　　分

答えは151ページ

▼スタート

蔬《そ》菜《さい》	烏賊	郭公	産湯	百合
一途	野老	呂律	結納	栗鼠
図星	芍薬	都合	迂闊	相撲
耳朶	胡桃	蜘蛛	猛者	蘊蓄
蒟蒻	巫女	姑息	白湯	浴衣
水母	胡椒	孔雀	薫陶	束子
逆鱗	砥石	玄人	喧嘩	椎茸
刹那	団扇	秋波	辛子	敬虔
茄子	若布	薄荷	飯事	鬼灯
西瓜	甜瓜	南瓜	冬瓜	胡瓜

解答欄

チャレンジ問題

Q20

マス内に、各数字に対応するカギの熟語の読み（カタカナ）を当てはめ、パズルを完成させてください。マスに入る読みは、左から右、上から下に入れます。

難易度 ★★☆ ／所要時間　　　分

答えは151ページ

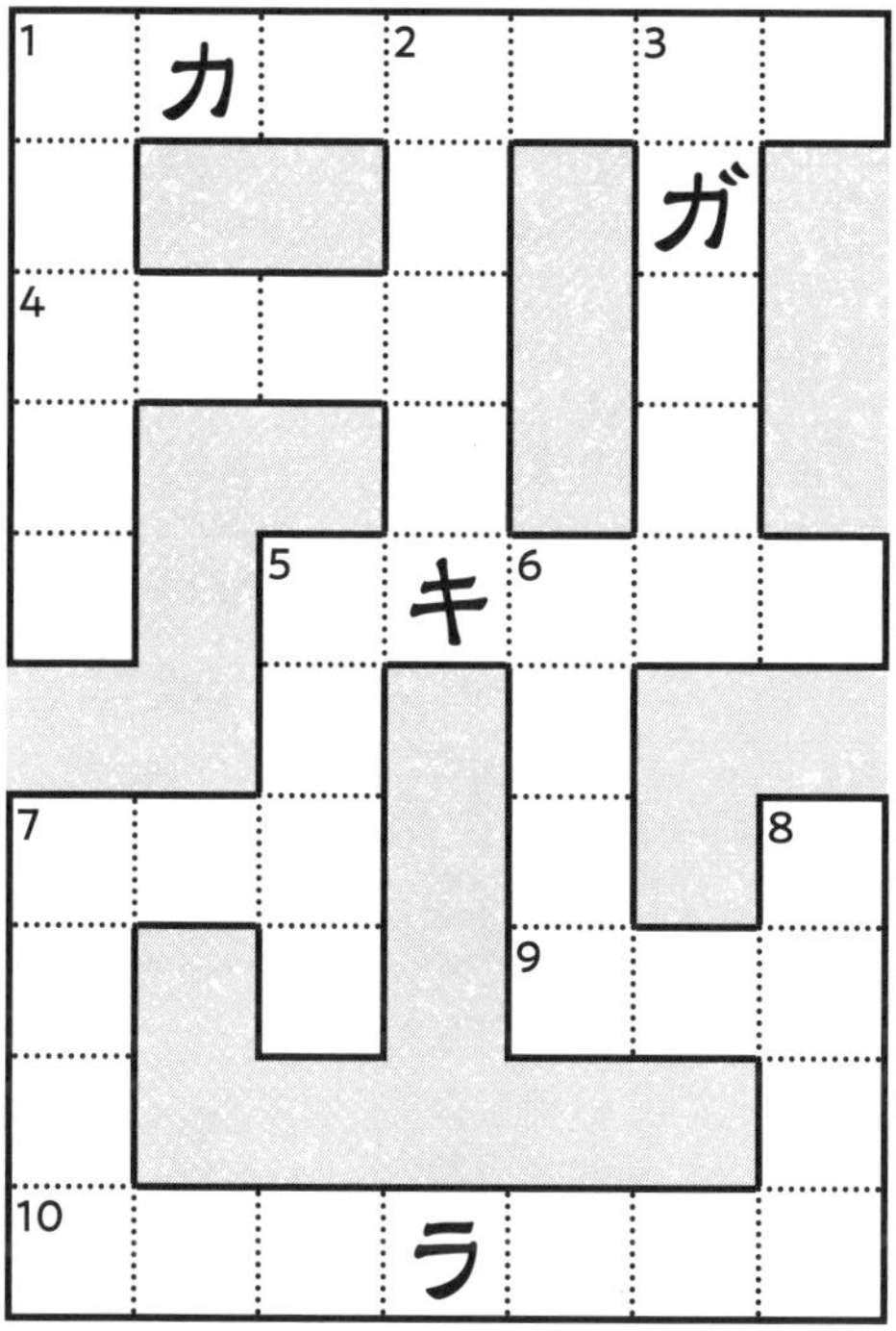

ヒントを参考にして読んでみよう！

【ヨコのカギ】

第三者だからこそ
1 傍目八目

歌舞伎役者の屋号にも
4 沢瀉

「ガマ」とも
5 蟇

木材を組み合わせて
7 筏

二日酔いに効く?
9 鬱金

惣菜の代表格
10 金平牛蒡

【タテのカギ】

体が温まる
1 御御御付

入れ替わるとき
2 端境期

冬場にヒューヒュー
3 虎落笛

タンスに取り付ける
5 抽斗

肝はフォアグラ
6 鵞鳥

樹木で仕切る
7 生垣

黄門様のアイテム
8 印籠

チャレンジ問題

Q21

「虫」が入った漢字が20字並んでいます。この中から、生き物ではない漢字を2つ探しましょう。

難易度 ★☆☆／所要時間　　　分　答えは152ページ

蛾	蛙	虹	蚊
蟻	蛍	蛇	蛸
蠍	蝶	蝿	蚤
蛤	蝋	蝉	蛭
蜂	虱	蜆	蝸

解答欄

チャレンジ問題

Q22

12の二字熟語が並んでいますが、仲間はずれが２つ交じっています。その仲間はずれを探しましょう。

難易度 ★☆☆／所要時間　　　分　　　答えは152ページ

木通　　銀杏　　忍冬

杜若　　辛夷　　郭公

土筆　　撫子　　薔薇

竜胆　　雉子　　羊歯

解答欄

チャレンジ問題

Q23

イラストとその下にあるヒントを参考にして、漢字で表記された外国人の名前を答えてください。

難易度 ★☆☆ ／所要時間　　　分

答えは152ページ

❺

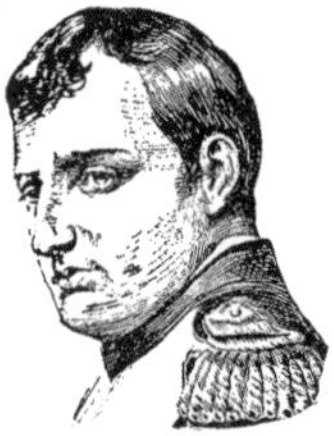

那破烈翁

予の辞書に不可能
という言葉はない

解答欄

❸

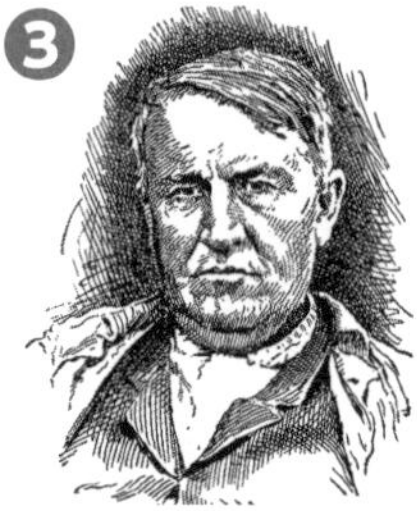

愛迪生

１%のひらめきと
99%の努力

解答欄

❶

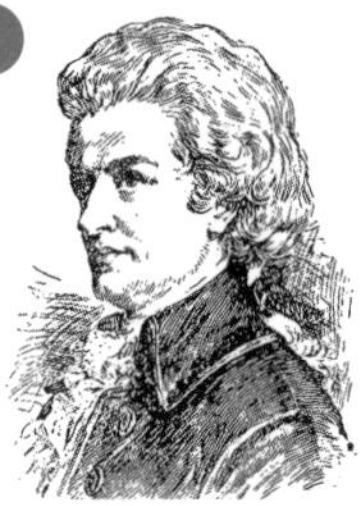

莫差特

『トルコ行進曲』など
600曲以上を手がけた

解答欄

❻

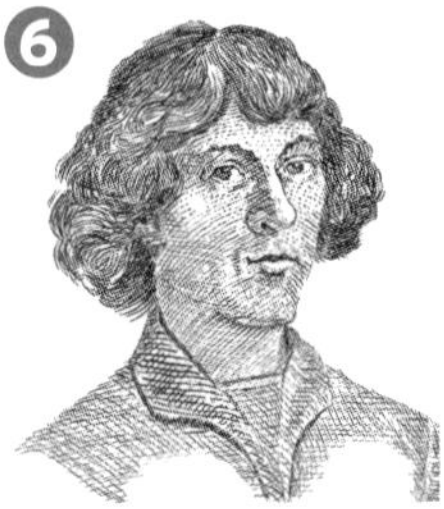

哥白尼

発想の転回により
「地動説」を提唱した

解答欄

❹

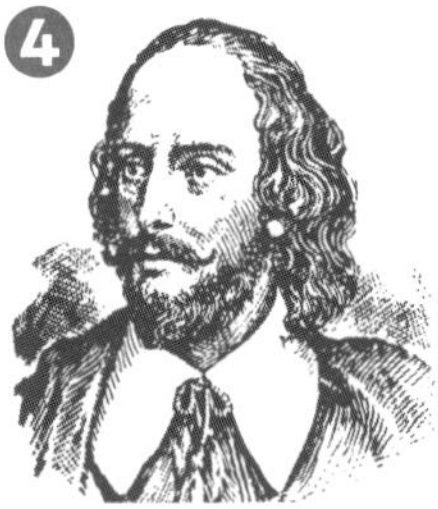

舌克斯畢

『ヴェニスの商人』など
名作を遺した劇作家

解答欄

❷

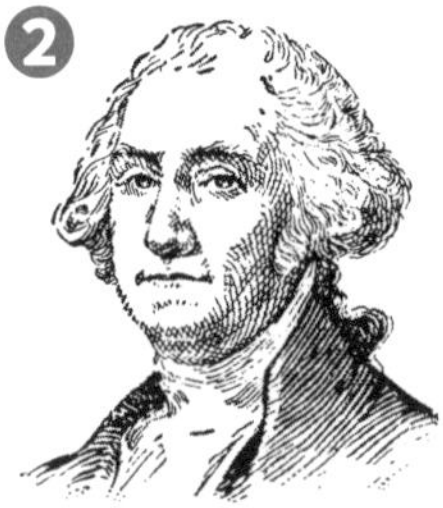

話聖東

アメリカ建国の
立役者の一人

解答欄

⑦

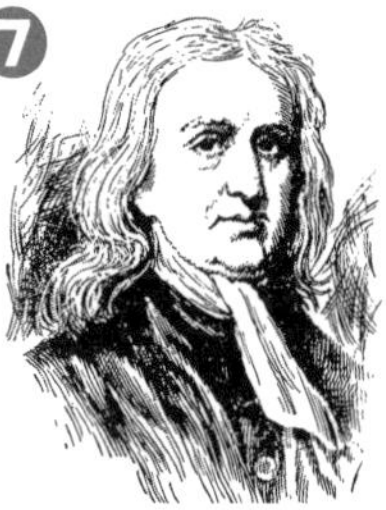

牛童

リンゴの落下が
大発見のヒントに

解答欄

⑧

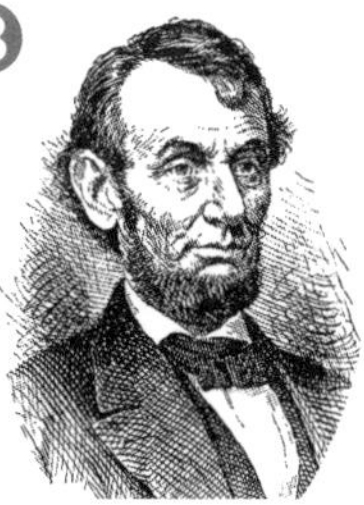

林格倫

人民の人民による
人民のための政治

解答欄

⑨

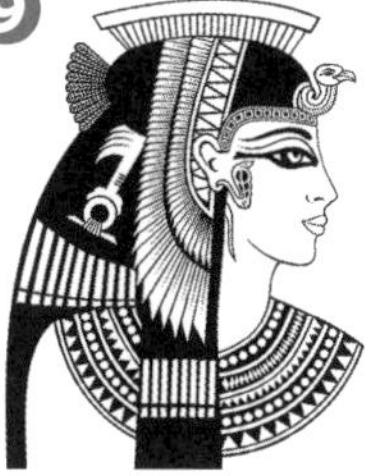

久麗王葩都羅

エジプト女王にもなった
絶世の美女

解答欄

⑩

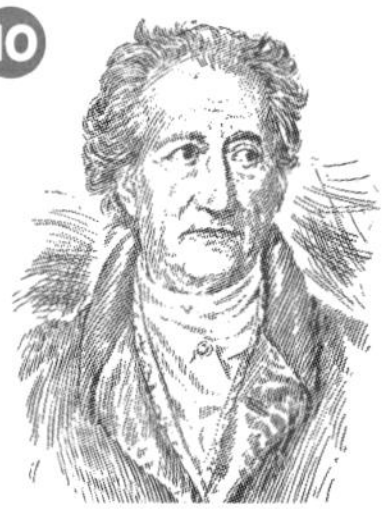

瓜得

恋愛にまつわる
数々の名言を遺した

解答欄

⑪

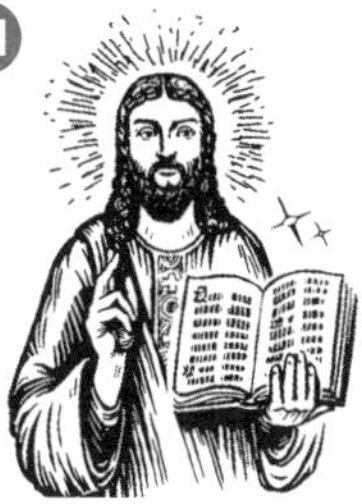

基督

右の頬を打たれたら
左の頬を差し出しなさい

解答欄

⑫

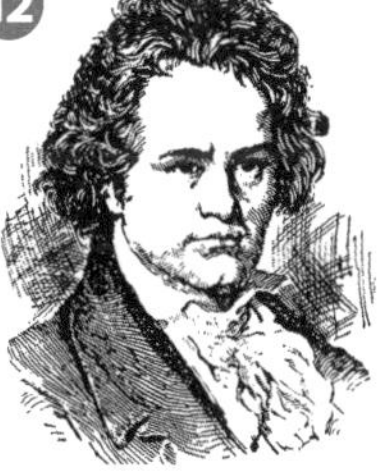

貝多芬

聴覚を失いながらも
作曲活動を続けた

解答欄

チャレンジ問題 Q24

七福神の各神さまの名前の読みを答えてください。次に、左ページのリストにある四字熟語の中から、七福神の各神さまのご利益を表すものとして最も ふさわしいものを選び、空欄に書き込みましょう。

難易度 ★☆☆ ／所要時間　　　分　　答えは152ページ

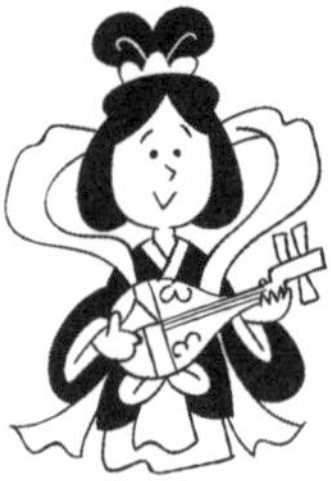

もともとはインドの川の女神。水の流れる音から、音楽などの芸事を司る神とされ、琵琶を手にしています。

❸ 弁財天

読み

□□□□の神

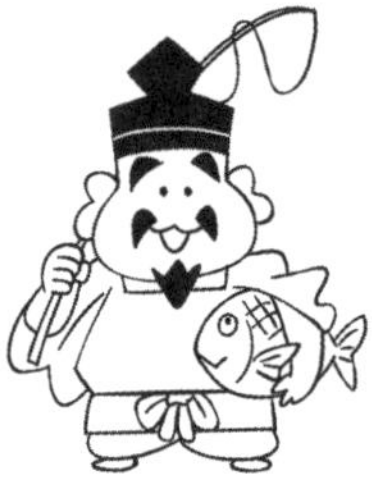

七福神で唯一、日本生まれの神。右手に釣り竿を持ち、左脇に鯛を抱えた姿が一般的です。

❶ 恵比須

読み

□□□□の神

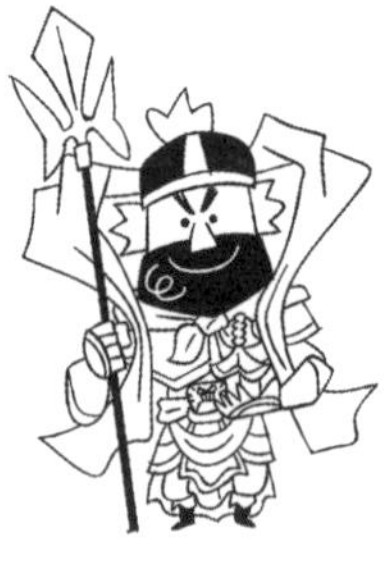

もともとはインドの北方の守護神。右手に宝棒、左手に宝塔を持ち、甲冑をまとった厳つい姿で表されます。

❹ 毘沙門天

読み

□□□□の神

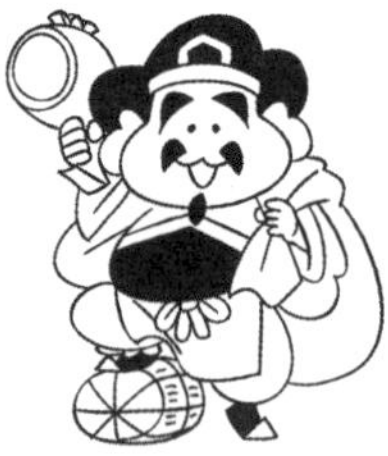

もともとはインドの破壊の神。右手に打ち出の小槌を持ち、大きな袋を背負って、米俵の上に乗った姿で描かれます。

❷ 大黒天

読み

□□□□の神

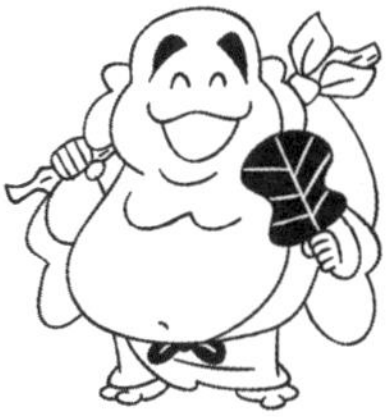

古代中国の僧侶がモデルとされ、日用品を入れた袋を担ぎ、太鼓腹の姿が目を引きます。人々を満ち足りた気分にさせる不思議な力を持っていたそうです。

❺ 布袋

読み

の神

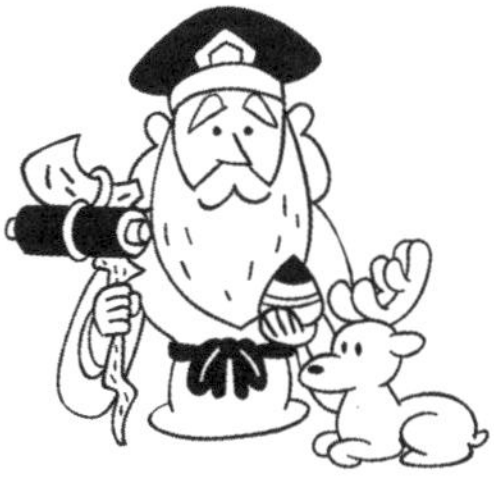

中国の道教に由来し、中国ではめでたい星とされる南極星の化身とされます。長い白ひげを生やし、長寿の象徴とされる鹿を連れています。

❻ 寿老人

読み

の神

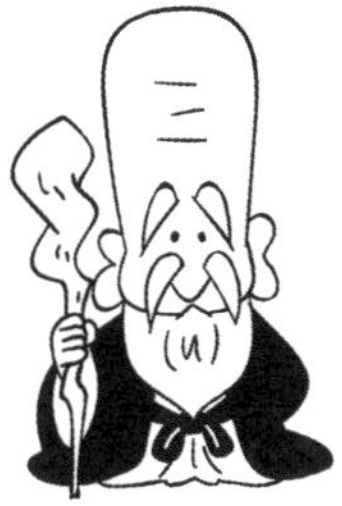

寿老人と同様に中国の道教に由来し、南極星の化身とされます。子孫繁栄を表す「福」、財産を表す「禄」、健康長寿を表す「寿」の三徳を備えています。

❼ 福禄寿

読み

の神

リスト

延命長寿
家庭円満
五穀豊穣
財運招福
商売繁盛
諸芸上達
武道成就

＊ご利益を表す四字熟語は代表的なもので、このほかにもご利益はあります。

チャレンジ問題

Q25

リストにある歴史用語をタテ、ヨコ、ナナメから一直線に探してください（40ページの解き方を参照）。ただし、リストの一部は空欄になっているので、推理してください。

難易度 ★★★／所要時間　　　分　　　答えは152ページ

衙	遠	押	領	使	人	用	側
造	国	歩	管	舎	違	頼	法
宛	奉	台	内	郎	母	非	見
穏	行	評	馬	子	犬	金	検
田	定	扶	講	邪	公	追	成
所	分	免	持	事	方	監	物
在	課	口	法	外	帳	拾	小
行	奉	郡	会	合	衆	伽	御

リスト

郎子（いらつこ）
内歩（うちぶ）
穏田（おんでん）
課口（かこう）
国造（くにのみやつこ）
監物（けんもつ）
国衙（こくが）
帳外（ちょうはずれ）
□在所（あんざいしょ）
犬公□（いぬくぼう）

犬□物（いぬおうもの）
□管領（うちのかんれい）
内□人（うどねり）
会合衆（えごうしゅう）
押領□（おうりょうし）
御□衆（おとぎしゅう）
金□事（かねくじ）
□分田（くぶんでん）
□見法（けみほう）
郡□行（こおりぶぎょう）

□拾帳（こびろいちょう）
小物□（こものなり）
定□法（じょうめんほう）
□用人（そばようにん）
評□所（ひょうじょうしょ）
宛行扶□（あてがいぶち）
□国奉行（おんごくぶぎょう）
検非□使（けびいし）
頼□子講（たのもしこう）
□馬台国（やまたいこく）

チャレンジ問題

Q26

リストにある全国各地の駅名をタテ、ヨコ、ナナメから一直線に探してください（40ページの解き方を参照）。ただし、リストの一部は空欄になっているので、推理してください。

難易度★★★／所要時間　　分　答えは152ページ

五	三	厩	南	蛇	井	忍	浅
六	十	谷	木	有	士	海	呂
反	箙	島	曽	気	井	々	酒
地	母	里	ノ	師	土	川	越
祖	野	田	栖	喜	曇	生	前
朝	来	豊	下	安	連	壬	花
馬	畑	阿	仁	合	足	瓜	堂
危	歩	大	楽	毛	土	間	破

リスト

朝来（あっそ）
越生（おごせ）
大畑（おこば）
箙島（おさしま）
忍海（おしみ）
十三（じゅうそう）
土合（どあい）
土気（とけ）
母野（はんの）
三厩（みんまや）
阿□喜（あげき）

浅□井（あざむい）
□栖里（あせり）
安□川（あどがわ）
阿仁□（あにあい）
安□間（あんたろま）
□十島（いがしま）
祖□島（うばしま）
大歩□（おおぼけ）
□楽毛（おたのしけ）
□々井（しすい）
土々□（ととろ）

□木曽（なぎそ）
南□井（なんじゃい）
仁□野（にぶの）
□生川（にゅうがわ）
馬来□（まくた）
六□谷（むそた）
□反地（ろくたんじ）
海□有木（あまありき）
越前□堂（えちぜんはなんどう）
□連瓜破（きれうりわり）
□師ノ里（はじのさと）

似ている言葉 どっちを使えば正しいの？

Part.1

「心配」と「不安」、正しく使い分けできていますか？
２つの似たもの同士の言葉のいずれかを空欄に入れてください。

❶ 説明と解説

A 駅までの道順を□する

B 日本経済について□する

❷ 簡単と容易

A 食事を□に済ませておく

B 結果は□に想像できる

❸ 節約と倹約

A 車を買うために□する

B 移動中に仕事をして時間を□する

❹ 掲示と表示

A 宝くじの当選番号を□する

B 商品の品質を□する

❺ 心配と不安

A 明日、晴れるかどうか□だ

B □な一夜を過ごす

❻ 許可と承認

A 体育館の使用が□される

B 国としての独立が□される

解答

❶ A 説明　B 解説
相手にわかるように、順序だてて説き明かすのが説明。専門的な知識を使うなど分析して、詳しく述べるのが解説。

❷ A 簡単　B 容易
筋道や仕組みが単純なのが簡単。困難がなく苦労しないのが容易。簡単なことでも、手順などを知らなければ容易ではありません。

❸ A 倹約　B 節約
お金を無駄遣いしないのが倹約。お金に限らず無駄を省くのが節約。

❹ A 掲示　B 表示
人目につくところに伝えたい事柄を掲げるのが掲示。外部にはっきりと示すのが表示。

❺ A 心配　B 不安
先行きを案じて思い煩うのが心配で、通常は何が問題なのかわかっていることに用いられます。よくないことが起こりそうで心が落ち着かないのが不安。

❻ A 許可　B 承認
願いを聞き入れ、許すのが許可。正当なことや、事実・真実として認めるのが承認。

第3章

先人の教えを知る ことわざ・慣用句

うんちくを交じえた56語のおさらい&
チャレンジ問題12問

第3章

本章では、古くから伝わることわざ・慣用句をおさらい。これらの言葉には先人の知恵が詰まっており、さまざまなシーンで私たちの行動を後押ししてくれるでしょう。チャレンジ問題(P83〜96)には漫画を使った問題もあるので、楽しみながら取り組んでください。

漢字力レベル診断

P69〜82のことわざ・慣用句の問題（全56問）で、
どのくらい正解したか採点してみましょう。

50問以上正解　博士レベル
40問以上正解　秀才レベル
30問以上正解　一般レベル

〜第３章の言葉〜

夢中で日を過ごしておれば、
いつかはわかるときが来る

坂本《さかもと》龍《りょう》馬《ま》
(幕末の志士／1836〜1867)

動物が出てくることわざ・慣用句が並んでいます。空欄に当てはまる漢字を入れてください。

答えは次ページ

1 猫に□判

2 飼い犬に□を噛まれる

3 狐の□入り

4 魚心あれば□心

5 鳩に□鉄砲

6 □なき里の蝙蝠《こうもり》

7 虎の□を踏む

8 蟹は甲羅に似せて□を掘る

マメ知識 「陽春《ようしゅん》」「春爛漫《はるらんまん》」「小《こ》春《はる》日和《びより》」のうち、春の言葉ではないものは？
(答えは次ページ)

答え

1 猫《ねこ》に小判《こばん》

どんなに貴重なものでも、価値のわからない人にとってはその値打ちがないことのたとえ。猫に小判を与えても喜ばないし、ありがたることもしないことにちなみます。

2 飼《か》い犬《いぬ》に手《て》を噛《か》まれる

日頃から面倒を見ている部下やかわいがっていた者などから、思いがけない裏切りを受けること。類義語に、「恩を仇で返す」「庇《ひさし》を貸して母屋を取られる」などがあります。

3 狐《きつね》の嫁《よめ》入《い》り

日が照っているのにパラパラと小雨が降ること。天気雨。晴れているのに雨が降るという不思議さを、狐が人間を化かしているものと見なしたことにちなみます。

4 魚心《うおごころ》あれば水心《みずごころ》

一方に好意があれば、自然に相手も好意を持つことのたとえ。相手の態度でこちらの態度が決まること。魚に水と親しむ心があれば、水もそれに応じる心を持つという意味から。

5 鳩《はと》に豆鉄砲《まめでっぽう》

突然のことに驚き、まるで鳩のように目を丸くしていること。あっけにとられ、きょとんとしているさまのたとえ。「鳩が豆鉄砲を食ったよう」「鳩豆」とも言います。

6 鳥《とり》なき里《さと》の蝙蝠《こうもり》

優れた人がいないところで、つまらない人が幅を利かすこと。暗くなると白昼に活動していた鳥がいなくなり、あちこちでコウモリが飛び交うさまでたとえた言葉。

7 虎《とら》の尾《お》を踏《ふ》む

きわめて危険なことをすること。凶暴な虎の尾を踏むことの危うさにちなむ言葉。「虎の威を借る狐」と混同して「虎の威を踏む」と勘違いする人もいるので、注意しましょう。

8 蟹《かに》は甲羅《こうら》に似《に》せて穴《あな》を掘《ほ》る

カニは自分の体（甲羅）の大きさに合わせて巣穴を掘るように、自分の実力や身分に見合った言動をすべきということ。または、相応な欲望や希望を持つべきだということ。

マメ知識 答え ▶ 小春日和

「小春」とは、旧暦10月のこと。つまり小春日和は、11月～12月中旬頃の春を思わせるポカポカ陽気を指す言葉で、春の陽気のことではありません。

季節にまつわることわざ・慣用句が並んでいます。空欄に当てはまる漢字を入れてください。

答えは次ページ

1
春眠□を覚えず

2
春に三日の
□れなし

3
夏歌う者は
冬□く

4
暑さ寒さも
彼□まで

5
天高く□肥ゆる秋

6
灯□親しむべし

7
秋の日は
釣瓶□とし

8
冬来りなば
春□からじ

マメ知識 ことわざ「情けは人のためならず」の意味は？（答えは次ページ）

答え

1 春眠《しゅんみん》暁《あかつき》を覚《おぼ》えず

春の夜は心地よく、朝になっても気づかなくて思わず寝過ごしてしまうこと。春の眠りの心地よさを表します。中国唐代の詩人・孟浩《もうこう》然《ねん》の代表作『春暁』の一節が由来。

3 夏歌《なつうた》う者《もの》は冬《ふゆ》泣《な》く

夏の間に働かないで遊び暮らしていると、冬になって飢えと寒さに苦しむということ。働くことができるときに働かないと、後になって生活が苦しくなることを伝える教訓。

5 天高《てんたか》く馬《うま》肥《こ》ゆる秋《あき》

さわやかで晴れわたった秋のこと、馬も食欲を増し、よく肥えるという意味。中国では秋に、よく育った馬で異民族が攻めてくるため、これを警戒する言葉が由来となりました。

7 秋《あき》の日《ひ》は釣瓶《つるべ》落《お》とし

釣瓶（井戸水をくむための桶）が井戸の底に向かってスルスルと落ちるように、秋になると日があっという間に暮れてゆくこと。秋の日暮れが早いことのたとえ。

2 春《はる》に三日《みっか》の晴《は》れなし

春は天候が安定せず、晴れの日は3日も続かないということ。実際に、春になると高気圧と低気圧が交互に通過することが多く、2〜3日で天気が変化してゆきます。

4 暑《あつ》さ寒《さむ》さも彼岸《ひがん》まで

厳しい残暑も秋の彼岸になれば過ごしやすくなり、冬の寒さも春の彼岸には和らいでくる。ここから、困難に直面してもいずれは過ぎ去るという意味でも使われます。

6 灯火《とうか》親《した》しむべし

過ごしやすい秋は夜が長く、灯火の下で読書したり勉強したりするのに適しているということ。中国唐代の詩人・韓愈《かんゆ》の詩の一節「灯火ようやく親しむべし」が由来。

8 冬来《ふゆきた》りなば春遠《はるとお》からじ

冬の後に春が必ずやってくるように、困難を耐え抜けば、その先に幸せが必ずやってくるということ。凍える冬を耐え、暖かい春を待ちわびる気持ちを伝える言葉。

マメ知識 答え

他人に情けをかけておけば、やがては自分のためになる

人（他人）のためではなく、自分のためになるということ。「他人に情けをかけるのは、結局はその人のためにならない」として、本来の意味とは違った使い方も見られます。

食べ物や酒にまつわることわざ・慣用句が並んでいます。空欄に当てはまる漢字を入れてください。

答えは次ページ

1 青菜に□

2 河豚は食いたし□は惜しし

3 秋茄子□に食わすな

4 □田に履《くつ》を納《い》れず

5 □が赤くなると医者が青くなる

6 雨後の□

7 酒は百薬の□

8 □戸の建てたる倉（蔵）もなし

マメ知識 ▶「姑息」という言葉の意味は？（答えは次ページ）

答え

1 青菜《あおな》に塩《しお》

何かをきっかけに、元気だった人が気落ちしてしょげてしまうこと。新鮮な青菜でも塩をふりかけると、しおれてしまうことにちなむ言葉。「蛞蝓《ナメクジ》に塩」も似た意味の言葉です。

2 河豚《ふぐ》は食《く》いたし命《いのち》は惜《お》しし

おいしいフグは食べたいが、毒にあたるのは恐ろしいのでためらってしまうこと。転じて、快楽や利益は得たいと思っても、それに伴う危険やリスクを考え、なかなか手が出ないこと。

3 秋《あき》茄子《なすび》嫁《よめ》に食《く》わすな

秋のナスは絶品で、憎たらしい嫁には食べさせないという姑の嫁いびりをたとえた言葉。または、秋ナスは体を冷やすから、大切な嫁には食べさせるなとする説もあります。

4 瓜田《かでん》に履《くつ》を納《い》れず

疑念を招くような行動はしないほうがいいというたとえ。瓜を植えた畑の中で靴を履き直すと、遠くからは瓜を取っているようにも見え、瓜泥棒に間違われてしまうことから。

5 柿《かき》が赤《あか》くなると医者《いしゃ》が青《あお》くなる

柿が赤くなる秋は気候がよいので、体調を崩す人が少なくなり、医者は商売にならないということ。または、栄養価が高い柿を食べることで、医者にかからないという意味も。

6 雨後《うご》の筍《たけのこ》

物事が次々に発生することのたとえ。雨が降った後、たけのこが次々と生えてくることにちなみます。実際、前日に雨が降ると、翌日のたけのこの収穫量は増えるようです。

7 酒《さけ》は百薬《ひゃくやく》の長《ちょう》

適量に飲む酒は、どんな薬にも劣らないほど健康によいということ。中国古代の歴史書『漢書』に由来する言葉。適量の酒ならストレス解消につながり、心身を癒してくれます。

8 下戸《げこ》の建《た》てたる倉《くら》（蔵）もなし

下戸は酒を飲まないので金がたまりそうなものだが、貯金して蔵を建てたという話は聞かないということ。酒飲みが酒に浪費するのを言い訳する際に使う言葉。

マメ知識 答え

一時しのぎ（間に合わせにすること）

「姑」はしばらく、「息」は休むの意味があります。近年は、その場しのぎの間に合わせであることから、「ひきょうな」という意味で使う人が増えています。

お金や富にまつわることわざ・慣用句が並んでいます。空欄に当てはまる漢字を入れてください。

答えは次ページ

1 正□の儲けは身につく

2 □銭身につかず

3 □駆けの駄賃

4 貸し借りは□人

5 悪貨は良貨を□逐する

6 地獄の沙汰も□次第

7 貧すれば□する

8 □貧洗うが如し

マメ知識 ことわざ「貧の盗みに恋の歌」の意味は？（答えは次ページ）

答え

1 正直《しょうじき》の儲《もう》けは身《み》につく

地道に真面目に稼いだ金は、無駄遣いせず自分の手元に残ること。「正直の頭《こうべ》に神宿る」「正直は一生の宝」など、正直であることの大切さを伝える言葉はたくさんあります。

2 悪銭《あくせん》身《み》につかず

盗みや賭け事で得た金は手元に残らず、すぐになくなってしまうこと。真っ当な労働で得た金と違い、あぶく銭は無駄に使ってしまうこと。「正直の儲けは身につく」の対義語。

3 朝駆《あさが》けの駄賃《だちん》

物事がたやすくできることのたとえ。朝のうちは馬が元気よく、少しくらいの荷物なら何とも思わないということ。朝は仕事がはかどるという意味でも使われます。

4 貸《か》し借《か》りは他人《たにん》

親子や兄弟であっても、金の貸し借りは他人同士のように冷たい仲になりがちなこと。親子や兄弟でも、他人と同じようにけじめをつけるべきだという意味でも使われます。

5 悪貨《あっか》は良貨《りょうか》を駆逐《くちく》する

良貨と悪貨が同時に流通すれば、良貨はしまい込まれ、自然に悪貨だけになってしまうこと。転じて、俗悪な文化や人間が大手を振るい、良質な文化や人間が衰退すること。

6 地獄《じごく》の沙汰《さた》も金次第《かねしだい》

地獄での閻魔《えんま》大王の裁きですら金で有利になるのだから、この世は金さえあればうまくいくというたとえ。「結局世の中は金だ」と、皮肉交じりに使われることもあります。

7 貧《ひん》すれば鈍《どん》する

貧乏になると、利口な人でも頭の働きまで鈍くなり、金欲しさに品性が卑しくなること。一方で、行き詰まると活路が開けるという意味の「窮すれば通ず」という言葉もあります。

8 赤貧《せきひん》洗《あら》うが如《ごと》し

きわめて貧しくて、洗い流したように何一つ物を持っていないこと。「赤貧」の「赤」は、何もないという意味。「清貧洗うが如し」とする誤りが多いので要注意。

マメ知識 答え

必要に迫られれば、どんなことでもする

貧乏で苦しければ盗みを行うようになり、恋愛をすれば自然に歌を詠むようにもなるという意味。そのときの境遇により、どんなことでもするようになることのたとえ。

郵便はがき

104-8011

おそれいりますが切手をお貼り下さい

東京都中央区築地5―3―2

株式会社
朝日新聞出版
生活・文化編集部 行

ご住所 〒 電話　　（　　　）		
ふりがな お名前		
Eメールアドレス		
ご職業	年齢 歳	性別

このたびは本書をご購読いただきありがとうございます。
今後の企画の参考にさせていただきますので、ご記入のうえ、ご返送下さい。
お送りいただいた方の中から抽選で毎月10名様に図書カードを差し上げます。
当選の発表は、発送をもってかえさせていただきます。

愛読者カード

本のタイトル

お買い求めになった動機は何ですか？（複数回答可）

1．タイトルにひかれて　2．デザインが気に入ったから
3．内容が良さそうだから　4．人にすすめられて
5．新聞・雑誌の広告で（掲載紙誌名　）
6．その他（　）

表紙　1．良い　2．ふつう　3．良くない
定価　1．安い　2．ふつう　3．高い

最近関心を持っていること、お読みになりたい本は？

本書に対するご意見・ご感想をお聞かせください

ご感想を広告等、書籍のPRに使わせていただいてもよろしいですか？

1．実名で可　2．匿名で可　3．不可

ご協力ありがとうございました。
尚、ご提供いただきました情報は、個人情報を含まない統計的な資料の作成等に使用します。その他の利用について詳しくは、当社ホームページ https://publications.asahi.com/company/privacy/ をご覧下さい。

決断や勇気など強い気持ちにまつわることわざ・慣用句が並んでいます。空欄に当てはまる漢字を入れてください。

答えは次ページ

1 思い立ったが□日

2 □ずるより産むが易し

3 清水の□台から飛び降りる

4 虎□に入らずんば虎子を得ず

5 人間到る処□山あり

6 燕雀安んぞ鴻鵠の□を知らんや

7 一念□をも通す

8 心頭滅却すれば□もまた涼し

マメ知識 「藪の中」という慣用句は、有名な作家が書いた同名の小説が由来になりました。その作家はだれ？（答えは次ページ）

答え

1 思《おも》い立《た》ったが吉日《きちじつ》

何かを決意したら、その日にうちに取りかかるべきという意味。「吉日」は、物事をするのに縁起がよい日のこと。同義語に「善は急げ」「好機逸すべからず」などがあります。

2 案《あん》ずるより産《う》むが易《やす》し

あれこれ心配するより、実行してみれば意外に簡単にできてしまうこと。もともとは、出産を控えて不安になる妊婦に対し、励ましの気持ちを込めて伝える言葉だったそうです。

3 清水《きよみず》の舞台《ぶたい》から飛《と》び降《お》りる

思い切って決断することのたとえ。「清水」は京都の名刹・清水寺を指し、同寺には崖に張り出して作られた舞台があります。願掛けのため、かつては舞台から飛び降りた人もいたのだとか。

4 虎穴《こけつ》に入《い》らずんば虎子《こじ》を得《え》ず

危険を冒す勇気がなければ、大きな成功は得られないというたとえ。虎は自分の子を大切に育てるとされ、ここから「虎の子」は大切な秘蔵品のたとえとして使われます。

5 人間《じんかん》到《いた》る処《ところ》青山《せいざん》あり

故郷を離れて世界に飛び出すのに躊躇してはいけないという意味。「人間」は人々の間、つまり世の中を指し（「にんげん」とも読む）、「青山」は骨をうめる土地のこと。

6 燕雀《えんじゃく》安《いずく》んぞ鴻鵠《こうこく》の志《こころざし》を知《し》らんや

つまらない人物には大人物の大きな志は理解できないというたとえ。ツバメやスズメのような小さな鳥に、オオトリやコウノトリのような大きな鳥の志がわかるだろうかという意味。

7 一念岩《いちねんいわ》をも通《とお》す

強い信念を持って取り組めば、どんなことも不可能ではないという教え。「虚仮《こけ》の一念岩をも通す」は、才能のない凡人でも一途に取り組めば、大仕事が実現できるということ。

8 心頭滅却《しんとうめっきゃく》すれば火《ひ》もまた涼《すず》し

無我の境地に到達すれば、火でさえも涼しいと感じられるという意味。心意気次第で、どんな困難や苦痛でも耐えられるという教え。「心頭」は心、「滅却」は消し去ること。

マメ知識 答え

芥川龍《あくたがわりゅう》之《の》介《すけ》

小説『藪の中』は、殺害事件をめぐる７人の証言が微妙に食い違い、真相が見えなくなるストーリー。ここから、食い違う証言により真相がわからないことを指すようになりました。

人間の生き様や人生にまつわることわざ・慣用句が並んでいます。空欄に当てはまる漢字を入れてください。

答えは次ページ

1 飛ぶ□を落とす勢い

2 三つ子の□百まで

3 栴檀は双□より芳し

4 禍福は糾える□の如し

5 □長ければ恥多し

6 奇□居くべし

7 人生朝□の如し

8 門松は冥土の□の一里塚

マメ知識 ▶ 岩波書店が発行する国語辞典『広辞苑』。あいうえお順に約25万語が収録されていますが、その「最後の言葉」は？（答えは次ページ）

答え

1 飛《と》ぶ鳥《とり》を落《お》とす勢《いきお》い

空を飛んでいる鳥も圧倒されて落ちるぐらいに、勢いが盛んなさま。権勢や威勢が盛んなことのたとえ。同義語に「破竹の勢い」「日の出の勢い」「向かうところ敵なし」などがあります。

2 三《み》つ子《ご》の魂《たましい》百《ひゃく》まで

幼い頃の性格は、いくつになっても変わらないこと。大人になっても、幼い頃の性質や思いは根強く残ること。「三つ子」は3歳児を指すわけではなく、幼少期を表す比喩的な表現です。

3 栴檀《せんだん》は双葉《ふたば》より芳《かんば》し

白檀《びゃくだん》の木は芽生えたときから芳しい香気を放つように、大人物になる人は子どもの頃から優れているということのたとえ。白檀はさわやかな甘い香りを持つ香木で、線香や焼香などに使われます。

4 禍福《かふく》は糾《あざな》える縄《なわ》の如《ごと》し

災いや幸せは、糸をより合わせて作る縄のように絡み合い、交互にやってくるので予測できないということ。一時的な出来事に一喜一憂していても仕方ないという教え。

5 命長《いのちなが》ければ恥《はじ》多《おお》し

長生きすれば、それだけ恥をかく機会が多いということ。『徒然草』の「命長ければ辱多し。長くとも四十《よそじ》に足らぬほどにて死なんこそ、めやすかるべけれ（無難だろう）」の一節が有名。

6 奇貨《きか》居《お》くべし

珍しい物や掘り出し物は、すぐに利用することはなくても買っておけば、後で莫大な利益につながるという意味。めったにないチャンスは、逃さずに利用すべきという教え。

7 人生朝露《じんせいちょうろ》の如《ごと》し

朝日を浴びるとすぐに消えてしまう朝露くらいに、人間の一生はもろくてはかないことのたとえ。類義語に「浮世は夢」「人生夢の如し」「露の命」などがあります。

8 門松《かどまつ》は冥土《めいど》の旅《たび》の一里塚《いちりづか》

正月には門松を立てて新年を祝うが、そのたびに1歳ずつ年をとり、死に近づいているという意味。門松が死に近づく道標になること。一休宗純《いっきゅうそうじゅん》（一休さん）の言葉とされます。

マメ知識 答え

ん坊

「ん坊」は、動詞の末尾につき、ある性質や特質を持つ人や事物を表します。赤ん坊、暴れん坊、食いしん坊などの例があります。

勉強や教育にまつわることわざ・慣用句が並んでいます。
空欄に当てはまる漢字を入れてください。

答えは次ページ

1 学問に□道なし

2 少年老い易く□成り難し

3 蛍雪の□

4 門前の小僧習わぬ□を読む

5 亀の□より年の功

6 眼□紙背に徹す

7 三人寄れば□殊の知恵

8 孟□三遷の教え

マメ知識 「万博」は万国博覧会、「通販」は通信販売の略語です。では、「切手」はどんな言葉の略語？（答えは次ページ）

答え

1 学問《がくもん》に王道《おうどう》なし

学問を修める簡単な方法はなく、苦労するしかないという教え。数学者・ユークリッドが幾何学を簡単に学ぶ方法を王に尋ねられ、「幾何学に王道なし」と答えた故事に由来するそうです。

2 少年《しょうねん》老《お》い易《やす》く学《がく》成《な》り難《がた》し

若いと思っていてもすぐに年老いてしまい、何も学べずに終わるという意味。若い頃から時間を惜しんで勉強せよという教え。類義語に「少年に学ばざれば老後に知らず」などがあります。

3 蛍雪《けいせつ》の功《こう》

苦学して学問に励むことや、その成果。明かりを灯すための油が買えなかった2人の青年が、蛍の光や雪明かりで勉強し、これによって立身出世したという中国の故事にちなみます。

4 門前《もんぜん》の小僧《こぞう》習《なら》わぬ経《きょう》を読《よ》む

寺の門前近くに住む子どもは、お経をいつも耳にしているので、特に習わなくてもお経を唱えることができるようになるという意味。環境が人に多大な影響を与えることを説いた言葉。

5 亀《かめ》の甲《こう》より年《とし》の功《こう》

経験が豊富な年長者には、若者には及ばない知恵や技能があるので、年長者を尊重すべきということ。「甲」と「功」の語呂合わせにより、耳に残るフレーズになっています。

6 眼光《がんこう》紙背《しはい》に徹《てっ》す

注意力が鋭いことのたとえ。紙の裏まで見通すという意味から、書物の字句の解釈だけでなく、その背後にある意味を読み取ることを表します。「眼光」は目の光で、転じて洞察力のこと。

7 三人《さんにん》寄《よ》れば文殊《もんじゅ》の知恵《ちえ》

凡人でも3人集まって相談すれば、何かよい知恵が浮かぶということ。「文殊」は、知恵を司る文殊菩薩。たくさんの人で協力すれば、文殊菩薩にも劣らない知恵が出せるという意味。

8 孟母《もうぼ》三遷《さんせん》の教《おし》え

子どもは周囲の環境から影響を受けやすく、教育のためには環境を選ぶのが重要になるという教え。教育的な影響を考えて、孟子の母が3度も転居したという中国の故事にちなみます。

マメ知識 答え

切符手形《きりふてがた》

古くから日本では、お金を払って得た権利を証明する紙片のことを「切符手形（切手）」と呼んでいました。ここから、郵便物に貼りつけるものに「切手」の言葉が当てられたのです。

チャレンジ問題 Q27

下の８つのことわざの意味に近い二字熟語を、盤面の漢字で作ってください。最後に、使われずに盤面に残った２つの漢字でできる二字熟語を答えてください。

難易度 ★☆☆／所要時間　　　分　答えは153ページ

花より団子

一を聞いて十を知る

爪に火をともす

立て板に水

月夜に釜を抜かれる

昔とった杵柄《きねづか》

転ばぬ先の杖

刎頸《ふんけい》の交わり

経	倹	験	実	準	情
心	聡	断	暢	熱	備
明	約	油	友	利	流

解答欄

チャレンジ問題

Q28

上段、中段、下段の言葉を結んで、ことわざを完成させてください。

難易度 ★☆☆ ／所要時間　　　分

答えは153ページ

蟷螂《とうろう》	嘘	水	藪	住	鬼	恋	塞翁《さいおう》
と	に	めば	が	は	から	の	も
馬	盲目	斧	油	金棒	都	方便	棒

チャレンジ問題

Q29

上段、中段、下段の言葉を結んで、慣用句を完成させてください。

難易度 ★☆☆／所要時間　　　分　　答えは153ページ

足	気	口	封	手	寝	尻	固
●	●	●	●	●	●	●	●
●	●	●	●	●	●	●	●
首	唾	綱	火	馬	勢	蹴	印
●	●	●	●	●	●	●	●
●	●	●	●	●	●	●	●
をとく	をとる	をのむ	にのる	をかく	にする	をそぐ	をきる

チャレンジ問題

Q30

リストの漢字を空欄に当てはめ、６つのことわざを完成させてください。最後に、使われずにリストに残った漢字を答えてください。

難易度 ★☆☆／所要時間　　分　答えは153ページ

❶ □の□を□る□

❷ □らぬ□の□□□

❸ □き□の□を□く

❹ □も□から□ちる

❺ □ある□は□を□す

❻ □を□めて□を□す

リスト

威隠猿角牛矯狐虎殺算借取生
鷹狸爪能馬抜皮猫木目用落

解答欄

チャレンジ問題

Q31

6つのことわざが三分割されてバラバラに配置されています。元の6つのことわざを復元させてください。

難易度 ★☆☆／所要時間　　分

答えは154ページ

日和あり	教えられて	兜の緒を	締めよ	大阪の	手から
稼ぐに	水が漏れる	負うた子に	海路の	浅瀬を渡る	口では
貧乏なし	勝って	待てば	城も建つ	上手の	追いつく

解答欄

チャレンジ問題

Q32

まず、(a)～(f)の空欄に言葉（ひらがな）を入れて、ことわざ・慣用句を完成させましょう。次に、空欄に入った言葉をヨコ方向でボードに入れると、★のマスにはタテ方向にある言葉ができます。そのひらがな6文字の言葉を答えてください。

難易度 ★☆☆／所要時間　　分

答えは154ページ

(a) □□□の黒い鼠

(b) 金持ち□□□せず

(c) □□の一声

(d) 生《なま》兵《びょう》法《ほう》は□□□□のもと

(e) □□□の持ち腐れ

(f) □□□□に活を求める

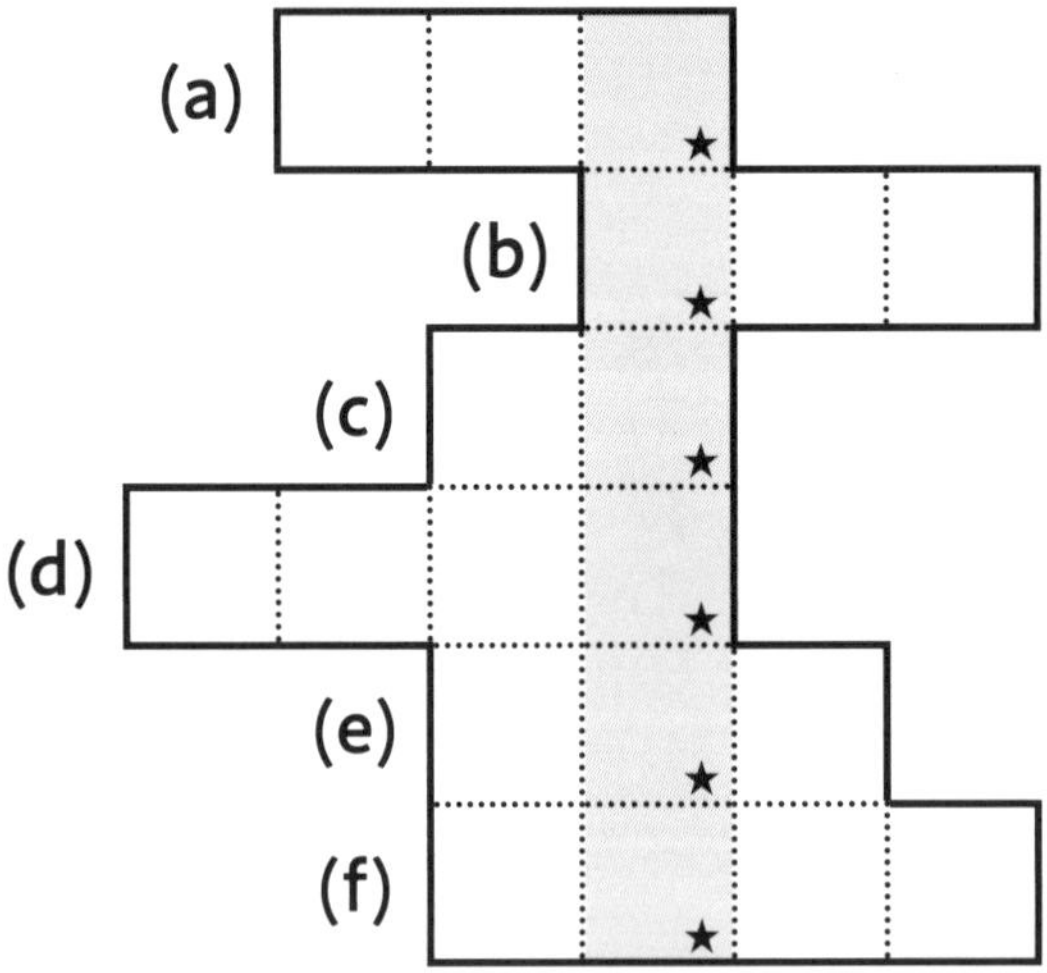

解答欄

チャレンジ問題

Q33

右ページと同様に、(a)～(f)の空欄に言葉（ひらがな）を入れて、ことわざ・慣用句を完成させましょう。次に、空欄に入った言葉をヨコ方向でボードに入れると、★のマスにはタテ方向にある言葉ができます。そのひらがな6文字の言葉を答えてください。

難易度 ★☆☆／所要時間　　　分　　答えは154ページ

(a) 氏より□□□

(b) □□□□盆に返らず

(c) 雉子も□□□□撃たれまい

(d) □□□に腕押し

(e) 去る者は日々に□□□

(f) 鳥なき里の□□□□

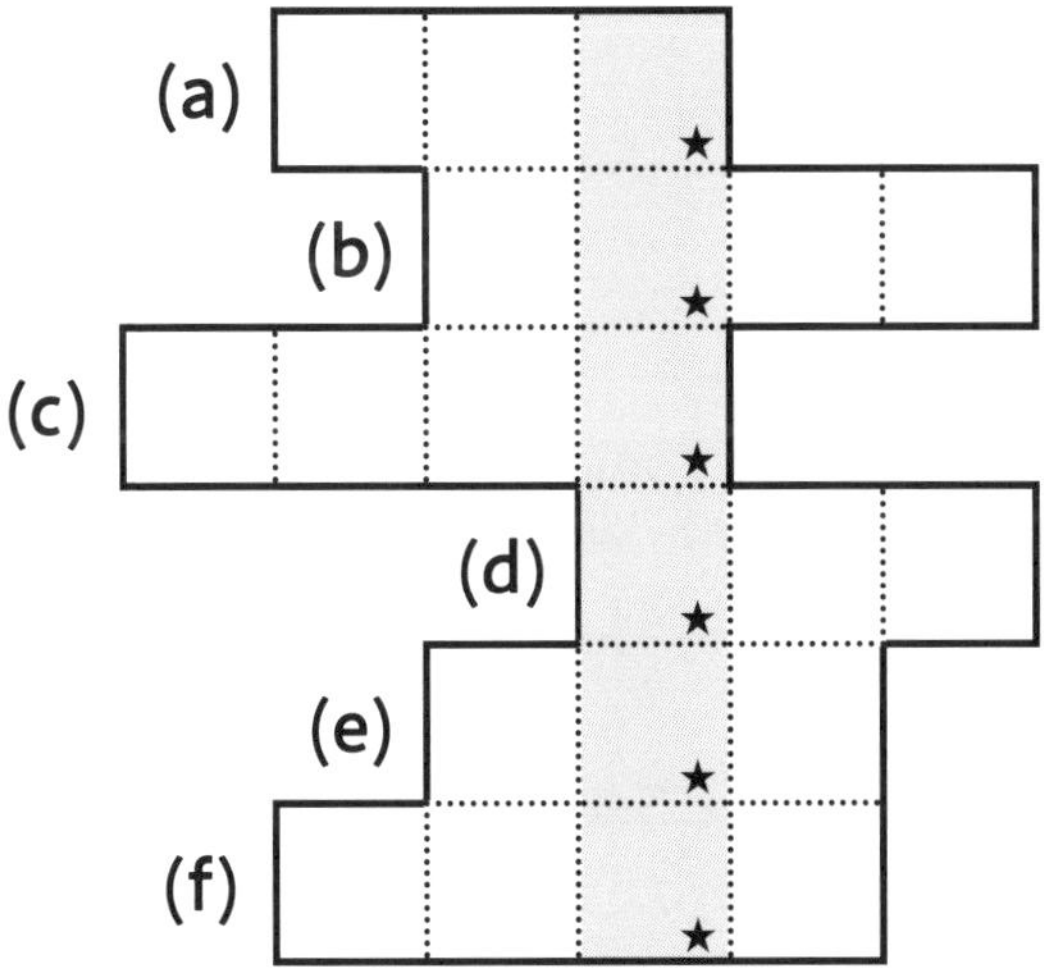

解答欄

チャレンジ問題

Q34

設問１と２はそれぞれ、２人の人物の会話の一部です。会話の内容としてふさわしくないことわざ・慣用句を、選択肢の中から選んでください。

難易度 ★☆☆／所要時間　　分

答えは154ページ

設問１

Aさん「スープを作ったんだ、召し上がれ」
Bさん「……これ、しょっぱいね。君は料理が得意なはずなのに」
Aさん「塩の分量を間違えたみたい」

① 猿も木から落ちる
② 上手の手から水が漏れる
③ 鴨が葱《ねぎ》を背負って来る
④ 河童の川流れ

解答欄

設問２

Aさん「病気が治ったので、明日退院します」
Bさん「休んだ分の仕事、山積みだから頼むよ」
Aさん「明日から地獄だ～」

① 一難去ってまた一難
② 前門の虎、後門の狼
③ 忙中閑《かん》あり
④ 泣きっ面に蜂

解答欄

チャレンジ問題

Q35

以下の四コマ漫画を読んで、設問1と2に答えてください。

難易度 ★☆☆／所要時間　　　分

答えは154ページ

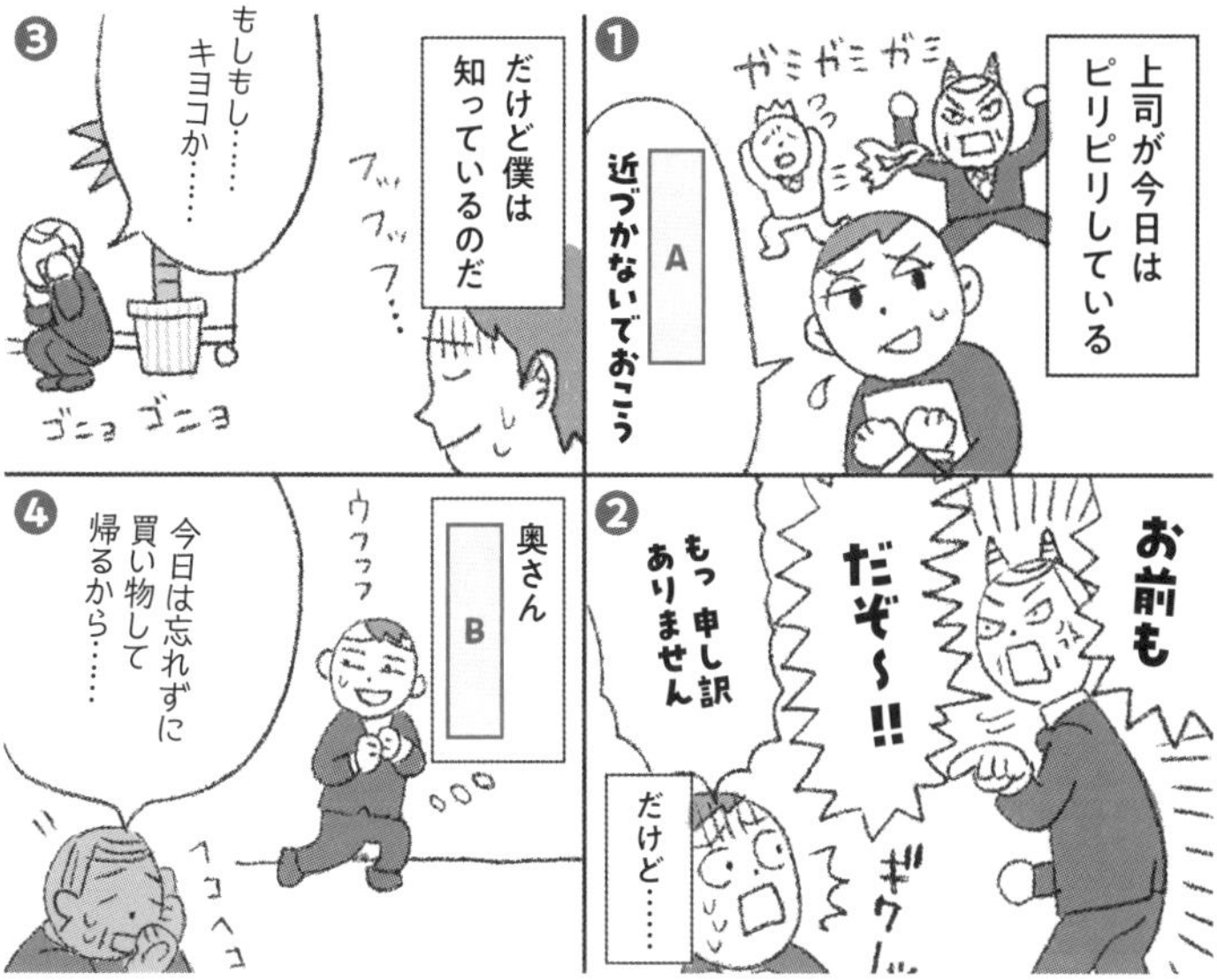

①
上司が今日はピリピリしている
ガミガミガミ
近づかないでおこう
A
②
お前もだぞ～!!
もっ申し訳ありません
だけど……
③
だけど僕は知っているのだ
フッフッフ…
もしもし……キヨコか……
ゴニョゴニョ
④
奥さん
B
ウフフフ
今日は忘れずに買い物して帰るから……
ヘコヘコ

設問1

空欄Aに当てはまる言葉として、ふさわしいものは以下の①～③のどれか答えてください。

① 虎穴に入らずんば虎子を得ず。
② まさに気が置けない人だ。
③ 触らぬ神に祟りなし。

解答欄

設問2

空欄Bに当てはまる言葉として、ふさわしいものは以下の①～③のどれか答えてください。

① の顔を立てていることを。
② の尻に敷かれていることを。
③ から一目置かれていることを。

解答欄

チャレンジ問題 Q36

「えんぴつ→つくえ」のように、左ページの盤面をしりとりでつなぎ、スタートの「し」からゴールの「り」まで進みましょう。しりとりに出てくるのは、リストにある８つの言葉の読み（ひらがな）です。最後に、しりとりの６番目の言葉を答えてください。

難易度 ★★☆／所要時間　　　分　　　答えは155ページ

ことざわ・慣用句が８つ！
一部が空欄になっています

リスト

- 雨後の□
- □は生えぬ
- 獅子□の虫
- □の不養生
- 盗人にも□
- □は成功の元
- 豆腐に□
- □の白袴

▼スタート

し	し	ち	ゆ	う	の	つ	ぱ
す	し	ん	と	も	む	し	い
が	す	ち	う	の	う	の	は
い	か	に	ふ	に	こ	い	せ
し	に	よ	う	か	ご	の	た
や	の	ふ	じ	よ	う	の	け
ぬ	か	ば	ろ	し	の	こ	い
た	ま	か	び	と	や	う	は
ね	い	ぬ	す	に	ん	ぶ	の
は	は	え	る	も	さ	は	り

ゴール▼

解答欄

チャレンジ問題
Q37

リストの①～⑫の空欄に当てはまる漢字の順に、左ページの盤面にある漢字をたどりましょう。最後に行き着いたゴールは、A～Eのどれになるでしょうか。

難易度 ★★★／所要時間　　分　答えは155ページ

リスト

① 衣食足りて□□を知る

② □□に帆を揚げる

③ 渇しても□□の水を飲まず

④ 鬼の居ぬ間に□□

⑤ □□は一生の宝

⑥ □□は風に折らるる

⑦ 人間到る処□□あり

⑧ 河海は□□を択ばず

⑨ □□は口に苦し

⑩ 泣く子と□□には勝てぬ

⑪ 児孫のために□□を買わず

⑫ 本木に勝る□□なし

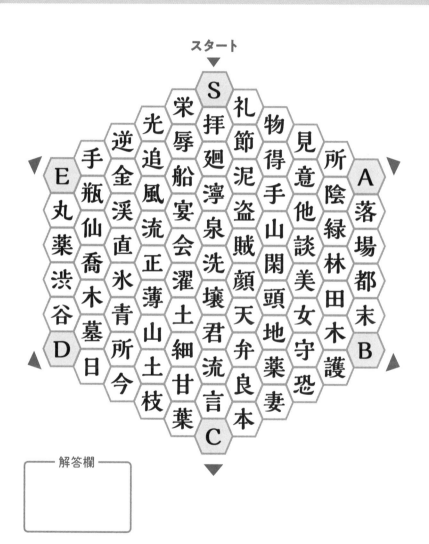

スタート
E 丸 薬 渋 谷 D
手 瓶 仙 喬 木 墓 日
逆 金 渓 直 氷 青 所 今
光 追 風 流 正 薄 山 土 枝
栄 辱 船 宴 会 濯 土 細 甘 葉
S 拝 廻 濘 泉 洗 壊 君 流 言 C
礼 節 泥 盗 賊 顔 天 弁 良 本
物 得 手 山 閑 頭 地 薬 妻
見 意 他 談 美 女 守 恐
所 陰 緑 林 田 木 護
A 落 場 都 末 B

解答欄

チャレンジ問題 Q38

例のように、リストの漢字を空欄に当てはめ、青字のヒントに合わせて慣用句を作ってください。矢印でつながれているマスには同じ漢字が入ります（リストの漢字は１回ずつ使います）。

難易度 ★★☆／所要時間　　　分　　　答えは156ページ

❶ □□の□　朝飯前だね

❷ □□の□□　井の中の蛙

❸ □□の□□　ご馳走の数々

❹ □□の□□　ポツンと離れて

❺ □□の□□　クレオパトラ

❻ □□の□□　酔いしれたい

❼ □□の□　横取りのチャンス

例

雲の上　手が届かない

雲泥の差　月とスッポン

リスト

美島山物夫
手女世味大
利珍将海酒
絶御漁勝孤

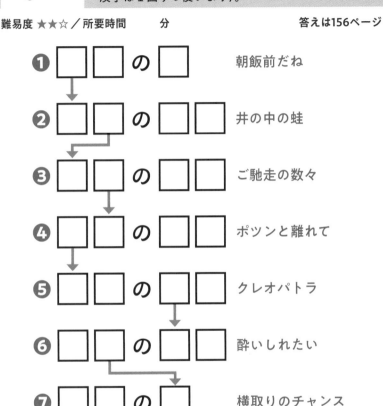

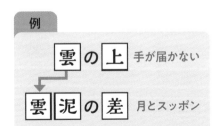

第4章

使いこなしたい！四字熟語

シーン別112語のおさらい＆チャレンジ問題12問

第4章

本章では、日常生活でよく使われる四字熟語をおさらい。4つの漢字を組み合わせただけなのに、四字熟語はさまざまな意味を伝えることができ、語呂がよいので使い勝手も抜群です。チャレンジ問題（P113～124）でも、四字熟語の世界をご堪能ください。

漢字力レベル診断

P99～112の熟語問題（全112問）で、
どのくらい正解したか採点してみましょう。

90問以上正解　博士レベル
80問以上正解　秀才レベル
70問以上正解　一般レベル

～ 第４章の言葉 ～

踏まれても叩かれても、
努力さえし続けていれば、
必ずいつかは実を結ぶ

升田《ますだ》幸三《こうぞう》
（将棋棋士／1918～1991）

四字熟語のなかでも、漢数字を含むものはたくさんあります。
では、以下の四字熟語の空欄に入る漢数字を答えてください。

＊「一、二、三、四、五、六、七、八、九、十、百、千、万」のいずれの漢数字が入ります。

答えは次ページ

1 □方美人

2 議論□出

3 □海同胞

4 □朝一夕

5 三拝□拝

6 □位一体

7 □里霧中

8 □転八倒

9 □載一遇

10 終始□貫

11 □差万別

12 四□時中

13 □古不易

14 二束□文

15 十人□色

16 面壁□年

マメ知識 ▶「富士には月見草がよく似合う」は、だれの言葉？ （答えは次ページ）

答え

1 八方美人《はっぽうびじん》

誰からもよく思われようと、うまく振る舞う人。「八方」は、あらゆる方向のこと。

2 議論百出《ぎろんひゃくしゅつ》

さまざまな意見が出て、活発に議論されること。「百」は、数が多いことを表します。

3 四海同胞《しかいどうほう》

世界中の人はみな兄弟のように親しく交流すべきだということ。「四海」は、四方の海。

4 一朝一夕《いっちょういっせき》

わずかな時間。「一朝一夕にはいかない」は、「簡単なことではない」という意味。

5 三拝九拝《さんぱいきゅうはい》

何度も頭をさげて頼んだり、感謝したりするさま。手紙文の末尾に記し、敬意を表す語。

6 三位一体《さんみいったい》

三つのものが一つになり、緊密に結びついていること。3人が一致協力するさま。

7 五里霧中《ごりむちゅう》

手掛かりがつかめず、方針が立たず困ること。「五里夢中」と書き間違いしないように。

8 七転八倒《しちてんばっとう》

激しい苦痛や悲しみで、転げ回って苦しむさま。「しちてんはっとう」とも読みます。

9 千載一遇《せんざいいちぐう》

千年もの長い間で一度しかめぐり会えないほどの好機のこと。絶好のチャンス。

10 終始一貫《しゅうしいっかん》

最初から最後までずっと変わらないこと。「一貫」は、一つの方法などを貫き通すこと。

11 千差万別《せんさばんべつ》

物事の種類や様子にさまざまな違いがあること。「せんさまんべつ」とも読みます。

12 四六時中《しろくじちゅう》

一日中ずっと。「4×6＝24」で、24時間（＝1日）という意味を表します。

13 万古不易《ばんこふえき》

いつまでも変わらないこと。「万古」は長い年月、「不易」は変わらないこと。

14 二束三文《にそくさんもん》

数量が多いのに、もうけがでないほど安い値段でしか売れないこと。投げ売り。

15 十人十色《じゅうにんといろ》

好みや意見などが人によってそれぞれ異なっていること。一律ではなく多様であること。

16 面壁九年《めんぺきくねん》

長い間一つのことに忍耐強く取り組むこと。「面壁」は、壁に向かって座禅を組むこと。

マメ知識 答え ▶ 太宰《だざい》 治《おさむ》

太宰の短編小説『富嶽百景（ふがくひゃっけい）』の一節にある言葉。小説の舞台となった天下茶屋（山梨県富士河口湖町）付近には、この言葉を刻んだ文学碑があり、小説の世界観を伝えます。

自然や四季にまつわる四字熟語が並んでいます。以下の四字熟語の読みを答えてください。

答えは次ページ

1 深山幽谷

2 花鳥風月

3 三寒四温

4 山紫水明

5 風光明媚

6 晴好雨奇

7 春風駘蕩

8 白砂青松

9 千紫万紅

10 桜花爛漫

11 春宵一刻

12 風霜高潔

13 清風明月

14 水天一碧

15 長汀曲浦

16 柳暗花明

マメ知識

往年の文豪たちの多くは、ペンネームを用いていました。では、平岡公《ひらおかきみ》威《たけ》という本名だった作家は？ （答えは次ページ）

答え

1 しんざんゆうこく
人里離れた山奥の、ひっそりとした山や谷。人が足を踏み入れていない静かな大自然。

2 かちょうふうげつ
美しい自然の風景。または、そうした自然を題材とした詩歌などの創作をたしなむこと。

3 さんかんしおん
冬場に3日間ほど寒い日が続き、次の4日間ほどが暖かく、これが繰り返されること。

4 さんしすいめい
自然の風景が清らかで美しいさま。日光を浴びて山は紫にかすみ、川は澄んでいること。

5 ふうこうめいび
自然の眺めがよいこと。「媚」は「こびる」のほかに、「美しい」の意味もあります。

6 せいこううき
晴天でも雨天でも、それぞれに趣があって景色がすばらしいこと。「雨奇晴好」とも。

7 しゅんぷうたいとう
春の風がのどかに吹くさま。転じて、態度や雰囲気などがのんびりとしているさま。

8 はくしゃせいしょう
白い砂浜と青々とした松が続く海辺の美しい景色。「はくさせいしょう」とも読みます。

9 せんしばんこう
紫や紅など色とりどりの花が咲き乱れるさま。同音の「千思万考《せんしばんこう》」と混同しないように。

10 おうからんまん
桜の花が咲き乱れるさま。「桜花爛漫の候」のように、時候の挨拶などで用いられます。

11 しゅんしょういっこく
春の夜は心地よく、大きな価値があること。「春宵一刻値千金」を略した言葉です。

12 ふうそうこうけつ
清らかに澄んだ秋の景色のたとえ。風が空高く吹き、霜が降りるという意味。

13 せいふうめいげつ
清々しい風と明るい月。転じて、美しい自然を愛でる風雅な遊びなどのたとえ。

14 すいてんいっぺき
晴れ渡った海で、水と空がひと続きになり青々としていること。「碧」は、深い青色。

15 ちょうていきょくほ
長く続くなぎさと、曲がりくねった入り江。「汀」は水際、「浦」は浜辺のこと。

16 りゅうあんかめい
柳が茂ってほの暗く、花が明るく咲いていること。花柳街のたとえにも用いられます。

マメ知識 答え

三島由紀夫《みしまゆきお》

学習院中等科時代、国語教師の清水文雄《しみずふみお》にその才能が見出され、ペンネームも清水が考案しました。官僚だった父が三島の文学熱を好ましく思っていなかったため、本名を名乗るのを避けたそうです。

夫婦や親子など人間関係にまつわる四字熟語が並んでいます。
読みをヒントに、空欄に当てはまる漢字を書いてください。

答えは次ページ

1. □《い》心《しん》伝《でん》心《しん》
2. 一《いち》蓮《れん》托《たく》□《しょう》
3. 比《ひ》□《よく》連《れん》理《り》
4. □《ふ》唱《しょう》婦《ふ》随《ずい》
5. 異《い》体《たい》同《どう》□《しん》
6. 月《げっ》下《か》□《ひょう》人《じん》
7. 呉《ご》越《えつ》同《どう》□《しゅう》
8. 落《らっ》□《か》流《りゅう》水《すい》
9. □《あい》縁《えん》奇《き》縁《えん》
10. □《えき》者《しゃ》三《さん》友《ゆう》
11. 一《いち》□《ご》一《いち》会《え》
12. 偕《かい》老《ろう》同《どう》□《けつ》
13. 愛《あい》□《おく》及《きゅう》烏《う》
14. 同《どう》床《しょう》異《い》□《む》
15. 氷《ひょう》□《たん》相《そう》愛《あい》
16. □《せん》枕《ちん》温《おん》衾《きん》

マメ知識 目上の人を怒らせることを「逆鱗《げきりん》に触れる」と言いますが、では「逆鱗」とは何？（答えは次ページ）

答え

1 以心伝心
言葉を使わなくても、お互いの心が通じ合うこと。自然に相手に通じていること。

2 一蓮托生
行動や運命を共にすること。「托」は、拠り所とするという意味。もともとは仏教用語。

3 比翼連理
仲のよい夫婦や男女のたとえ。夫婦などの深い絆を「連理の契り」と言います。

4 夫唱婦随
仲のよい夫婦のたとえ。夫が言い出し、妻がそれに従うという意味にちなみます。

5 異体同心
体は違っても、心は一つに結ばれていることのたとえ。仲のよい夫婦や友達など。

6 月下氷人
男女の縁の仲立ちをする人。仲人、媒酌人のこと。古代中国の伝説にちなむ言葉。

7 呉越同舟
仲の悪い者同士が同じ場所に居合わせたり、反目しながらも一緒に行動したりすること。

8 落花流水
男女が慕い合い、相思相愛であることのたとえ。または、去りゆく春の風情のこと。

9 合縁奇縁
人と人とが互いに気心が合うかどうかは、縁という不思議な力によるということ。

10 益者三友
交際してためになる3タイプの友人。正直な人、誠実な人、博識な人のこと。

11 一期一会
一生に一度だけの機会。一生に一度のものだと、出会いを大切にすることのたとえ。

12 偕老同穴
夫婦が仲睦まじいことのたとえ。仲よく年を重ね、死後も同じ墓に葬られるということ。

13 愛屋及烏
溺愛すること。人を愛すると、その人の家の屋根にいるカラスまで愛するという意味。

14 同床異夢
仲間でも考え方や目的が違うことのたとえ。同じ床に寝ても、見る夢は違うということ。

15 氷炭相愛
氷と炭のように、関連のないものが相手を生かして助け合うこと。友人関係のたとえ。

16 扇枕温衾
親孝行すること。夏は枕元で扇をあおぎ、冬は布団を温め、両親を大切にすること。

マメ知識 答え ▶ 龍のアゴの下にある逆さまに生えた鱗のこと

逆鱗に触れると龍は激怒し、触れた者を殺してしまうそうです。人間ならだれしも触れられたくない弱点があることから、この伝説になぞらえて「逆鱗に触れる」という言葉ができました。

人物の性格や態度を表す四字熟語が並んでいます。読みをヒントに、空欄に当てはまる漢字を書いてください。

答えは次ページ

1 温《おん》厚《こう》篤《とく》□《じつ》

2 厚《こう》顔《がん》無《む》□《ち》

3 □《ごう》放《ほう》磊《らい》落《らく》

4 泰《たい》然《ぜん》自《じ》□《じゃく》

5 軽《けい》佻《ちょう》□《ふ》薄《はく》

6 □《ざん》酷《こく》非《ひ》道《どう》

7 天《てん》□《い》無《む》縫《ほう》

8 頑《がん》□《めい》固《こ》陋《ろう》

9 □《きん》厳《げん》実《じっ》直《ちょく》

10 優《ゆう》柔《じゅう》不《ふ》□《だん》

11 意《い》□《ば》心《しん》猿《えん》

12 直《ちょく》情《じょう》□《けい》行《こう》

13 気《き》宇《う》□《そう》大《だい》

14 傍《ぼう》若《じゃく》□《ぶ》人《じん》

15 □《し》慮《りょ》分《ふん》別《べつ》

16 明《めい》□《きょう》止《し》水《すい》

マメ知識

英語のベースボールを「野球」と最初に訳したのはだれ？
（答えは次ページ）

答え

1 温厚篤実
人柄が穏やかで、誠実であること。「篤実」は、人情にあつくて誠実なこと。

2 厚顔無恥
厚かましくて恥知らずなさま。他人の迷惑を考えず、自分勝手に行動すること。

3 豪放磊落
心が広く、小さなことにこだわらない性格。太っ腹で、肝がすわっていて豪快なこと。

4 泰然自若
何事にも落ち着き、動じないさま。一喜一憂せず、自分を見失わないでいること。

5 軽佻浮薄
考えや言動などが軽はずみで、浮ついているさま。信念がなく、薄っぺらい様子。

6 残酷非道
むごたらしくて、人の道に背いているさま。道理や人情に背くような行為のこと。

7 天衣無縫
人柄などが無邪気で、純真なこと。天女の衣服には縫い目がなく、自然のままであることから。

8 頑迷固陋
見識が狭くて古い習慣に固執し、物事の正しい判断ができないこと。分からず屋。

9 謹厳実直
慎み深く、正直で真面目なさま。「謹厳」を「きんごん」と誤読しがちなので要注意。

10 優柔不断
ぐずぐずして、決断できずにいること。あれこれ迷ってはっきりしない状態。

11 意馬心猿
煩悩や欲情などで心が乱され、落ち着かないこと。そうした心を抑制できないこと。

12 直情径行
感情のまま、思う通りに行動すること。「径行」は、思いを曲げないで行動すること。

13 気宇壮大
心意気がよく、度量が人並みはずれて広いこと。「気宇」は、心の持ち方、心の広さ。

14 傍若無人
周囲の人のことなどまるで気にかけず、自分勝手で無遠慮な言動をすること。

15 思慮分別
注意深く物事に考えをめぐらし、理性ある判断を下すこと。そうした能力のこと。

16 明鏡止水
何のわだかまりもなく、澄みきって清らかな心のこと。邪念のない落ち着いた心境。

マメ知識 答え

中馬《ちゅうまん》 庚《かなえ》

1894（明治27）年刊行の『第一高等学校野球部史』において、中馬がベースボールを「野球」と訳しました。さらに中馬は、日本初の野球専門書『野球』の著者としても知られています。

政治や暮らしにまつわる四字熟語が並んでいます。読みをヒントに、空欄に当てはまる漢字を書いてください。

答えは次ページ

1. □《ふ》国《こく》強《きょう》兵《へい》
2. 信《しん》賞《しょう》必《ひつ》□《ばつ》
3. 遠《えん》□《こう》近《きん》攻《こう》
4. 苛《か》政《せい》□《もう》虎《こ》
5. 一《いち》汁《じゅう》三《さん》□《さい》
6. 無《む》病《びょう》□《そく》災《さい》
7. □《せい》耕《こう》雨《う》読《どく》
8. 読《どく》書《しょ》百《ひゃっ》□《ぺん》
9. 官《かん》□《そん》民《みん》卑《ぴ》
10. 酒《しゅ》□《ち》肉《にく》林《りん》
11. 王《おう》道《どう》□《らく》土《ど》
12. 先《せん》□《ゆう》後《こう》楽《らく》
13. □《しゅう》霜《そう》烈《れつ》日《じつ》
14. 閑《かん》雲《うん》野《や》□《かく》
15. 経《けい》世《せい》□《さい》民《みん》
16. 節《せっ》□《けん》力《りっ》行《こう》

マメ知識
弱者に同情することを表す「判官贔屓《ほうがんびいき》」という四字熟語は、ある歴史上の人物の悲劇の人生から生まれました。それはだれ？
(答えは次ページ)

答え

1 富国強兵
国を豊かにして、兵力を増強すること。明治政府が打ち出したスローガンの一つ。

2 信賞必罰
功績を挙げた人には相応の賞を与え、罪を犯した人には相応の罰を課すこと。

3 遠交近攻
遠くの国と親しく外交したうえで、近い国に攻め入るべきとする外交政策。

4 苛政猛虎
悪政は、人食い虎より大きな弊害をもたらすという意味。悪政を戒める言葉。

5 一汁三菜
汁物1品とおかず3品（なます、煮物、焼き物）を添えた、日本料理の基本的な献立。

6 無病息災
病気をせず、健康なこと。「息災」は仏教用語で、仏の力により災いを除くという意味。

7 晴耕雨読
晴れた日は田畑を耕し、雨の日は読書すること。俗世から離れ、穏やかに暮らすこと。

8 読書百遍
難しい書物でも、何度も繰り返し読めば、自然に理解できるようになるということ。

9 官尊民卑
政府や役人、官営事業などを尊いものとし、民間人や民間事業などを下に見ること。

10 酒池肉林
贅の限りを尽くした宴会のたとえ。酒を池に満たし、肉を林に掛けるという意味から。

11 王道楽土
武力に頼らず、公平で思いやりのある政治が行われている平和な土地のこと。

12 先憂後楽
人々より先に国のことを心配し、人々が楽しんだ後に自分が楽しむ。政治家の心構え。

13 秋霜烈日
秋の冷たい霜と夏の強い日光。転じて、刑罰や権威がとても厳しいさま。

14 閑雲野鶴
ゆったり浮かぶ雲と広野の鶴。転じて、俗世に流されず、自由にのんびり暮らすこと。

15 経世済民
世を治め、苦しむ民衆を救うこと。「済」は救うの意味で、「経済」の語源になった言葉。

16 節倹力行
無駄遣いをやめて、倹約に努めること。「せっけんりょっこう」とも読みます。

マメ知識 答え

源《みなもとの》 義経《よしつね》

源義経は、判官という役職と9男だったことから「九郎判官」と呼ばれていました。戦功を挙げたのに、兄・源頼朝に疎まれて滅んだ境遇に人々が同情し、この四字熟語が生まれました。

戦争や争いにまつわる四字熟語が並んでいます。読みをヒントに、空欄に当てはまる漢字を書いてください。

答えは次ページ

1 百《ひゃく》戦《せん》錬《れん》□《ま》

2 □《ぐん》雄《ゆう》割《かっ》拠《きょ》

3 □《あく》戦《せん》苦《く》闘《とう》

4 合《がっ》□《しょう》連《れん》衡《こう》

5 □《ゆう》往《おう》邁《まい》進《しん》

6 風《ふう》□《りん》火《か》山《ざん》

7 不《ふ》惜《しゃく》身《しん》□《みょう》

8 一《いっ》□《しょう》万《ばん》骨《こつ》

9 □《し》面《めん》楚《そ》歌《か》

10 金《きん》城《じょう》湯《とう》□《ち》

11 尽《じん》忠《ちゅう》報《ほう》□《こく》

12 一《いっ》□《き》当《とう》千《せん》

13 天《てん》下《か》□《ふ》武《ぶ》

14 難《なん》□《こう》不《ふ》落《らく》

15 優《ゆう》勝《しょう》劣《れっ》□《ぱい》

16 □《し》屍《し》累《るい》々《るい》

マメ知識 同じ文字を繰り返すときに使う「々」「ゝ」などの記号。これらの名称は？
（答えは次ページ）

答え

1 百戦錬磨
戦いの経験をたくさん積んで鍛え抜かれること。経験が豊かで、技能が優れていること。

2 群雄割拠
多くの実力者たちが各地で勢力を張り、互いに対立して勢力を争うこと。

3 悪戦苦闘
強敵や困難を前にして、苦しい戦いをすること。「悪戦」は、不利な中で苦戦すること。

4 合従連衡
その時々の利害に応じ、同盟を結んだり離反したりすること。外交の駆け引きなど。

5 勇往邁進
いかなる困難をものともせず、目的や目標に向かってひたすら突き進むこと。

6 風林火山
疾《はや》きこと風の如《ごと》く、徐《しず》かなること林の如く、侵《おか》し掠《かす》めること火の如く、動かざること山の如し。

7 不惜身命
自分の命を惜しまない決意。もとは仏教用語で、仏道修行のため身命も惜しまないこと。

8 一将万骨
1人の将軍の功名の陰に、多くの兵士の犠牲があること。それを忘れるなという戒め。

9 四面楚歌
味方からの助けがなく、周囲のすべてが敵に囲まれていること。同義語に、「孤立無援」など。

10 金城湯池
守りが堅いことのたとえ。「金城」は金で作った堅固な城、「湯池」は熱湯の堀のこと。

11 尽忠報国
忠節を尽くし、国の恩に報いること。太平洋戦争でスローガンの一つに用いられました。

12 一騎当千
ずば抜けて強い勇者のこと。1人の騎兵で千人の敵を相手にできるという意味から。

13 天下布武
戦国武将・織田信長が印章に用いた言葉。「天下に武（七徳の武）を布《し》く」という意味。

14 難攻不落
守りが堅く、攻め落とすのが難しいこと。転じて、承知させるのが困難なこと。

15 優勝劣敗
力の強い者が勝ち残り、劣っている者が負けること。強者が栄え、弱者が滅びること。

16 死屍累々
多くの死体が折り重なって転がるさま。「累々」は、積み重なっている様子を表します。

マメ知識 答え

踊り字

漢字では「々」、ひらがなでは「ゝ」を使います。漢字用の「々」は、「ノ」と「マ」が重なって見えることから「ノマ点」、あるいは「同の字点」とも呼ばれています。

人生訓や座右の銘などに用いられる四字熟語が並んでいます。
読みをヒントに、空欄に当てはまる漢字を書いてください。

答えは次ページ

1 初《しょ》□《し》貫《かん》徹《てつ》

2 温《おん》□《こ》知《ち》新《しん》

3 率《そっ》先《せん》垂《すい》□《はん》

4 鶏《けい》□《こう》牛《ぎゅう》後《ご》

5 一《いち》□《ばく》十《じっ》寒《かん》

6 七《しち》□《てん》八《はっ》起《き》

7 臥《が》薪《しん》嘗《しょう》□《たん》

8 粉《ふん》骨《こつ》□《さい》身《しん》

9 盛《じょう》者《しゃ》必《ひっ》□《すい》

10 一《いち》□《りゅう》万《まん》倍《ばい》

11 愚《ぐ》公《こう》□《い》山《ざん》

12 進《しん》取《しゅ》□《か》敢《かん》

13 大《たい》器《き》□《ばん》成《せい》

14 □《こっ》苦《く》勉《べん》励《れい》

15 悪《あく》木《ぼく》盗《とう》□《せん》

16 百《ひゃく》□《せつ》不《ふ》撓《とう》

マメ知識

「朝焼けは雨、夕焼けは晴れ」のように、自然現象を観察して天気を予想することを◯◯望気と言います。◯◯に入る漢字２文字は？
（答えは次ページ）

答え

1 初志貫徹

初めに思い立った志を最後まで貫き通すこと。「貫徹」は、貫き通すこと。

2 温故知新

過去のことを調べ直して、新しい道理や知識を導き出すこと。「故」は、以前の事柄。

3 率先垂範

人の先頭に立って行動し、手本を示すこと。「垂範」は模範を示すこと。

4 鶏口牛後

大きな組織の下っ端となるより、小さい組織でもそのリーダーとなるべきという教え。

5 一暴十寒

少しだけ努力し、その後は怠けることのたとえ。継続しなくては成就しないということ。

6 七転八起

何度失敗してもくじけず、立ち上がって挑戦を繰り返すこと。「七転び八起き」と同義。

7 臥薪嘗胆

目的達成のため、苦労に耐えること。復讐を誓い、薪の上に寝て苦い胆をなめるの意味。

8 粉骨砕身

力の限り一生懸命に働くこと。骨を粉にし、身を砕くほど努力するという意味から。

9 盛者必衰

今は栄えていても、必ず衰えるときがくるということ。人生の無常を説いた言葉。

10 一粒万倍

わずかなものから多くの利益をあげること。少しでも粗末にできないというたとえ。

11 愚公移山

どんなに困難でも、粘り強く努力を続ければ最後は成功するという教え。

12 進取果敢

失敗を恐れず、自ら進んで積極的に取り組み、強い決断力で突き進むこと。

13 大器晩成

大きな器は早くできあがらないように、大人物は人より遅れて頭角を現すということ。

14 刻苦勉励

多大な苦労を重ね、仕事や勉学に励むこと。「刻苦」は、身を刻むほどの苦労。

15 悪木盗泉

どんなに困窮しても、悪事に近づかないこと。悪事に染まるのを戒める言葉。

16 百折不撓

何度挫折しても、志を曲げないこと。「撓」は、枝などがたわんで曲がること。

マメ知識 答え

観天

観天望気（かんてんぼうき）は、測定機器によらず、過去の経験則に基づくものです。科学的根拠に裏づけられたものもあるので、知っておくと役立つことがあるかもしれません。

チャレンジ問題

Q39

四字熟語が重なり合っています。ヒントを参考にして、元の四字熟語を推理してみましょう。

難易度★☆☆／所要時間　　　分　　答えは156ページ

❶

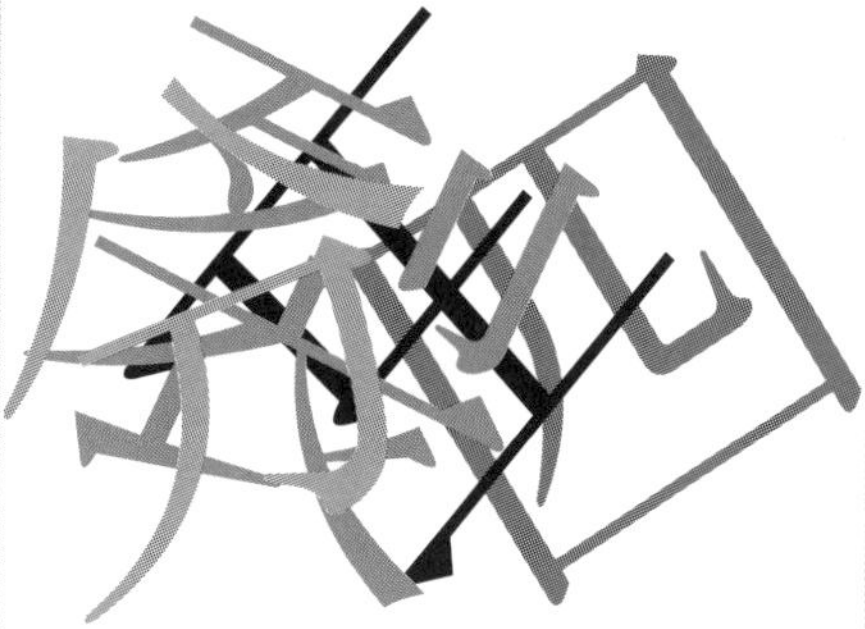

＼ヒント／
バラバラ

解答欄

❷

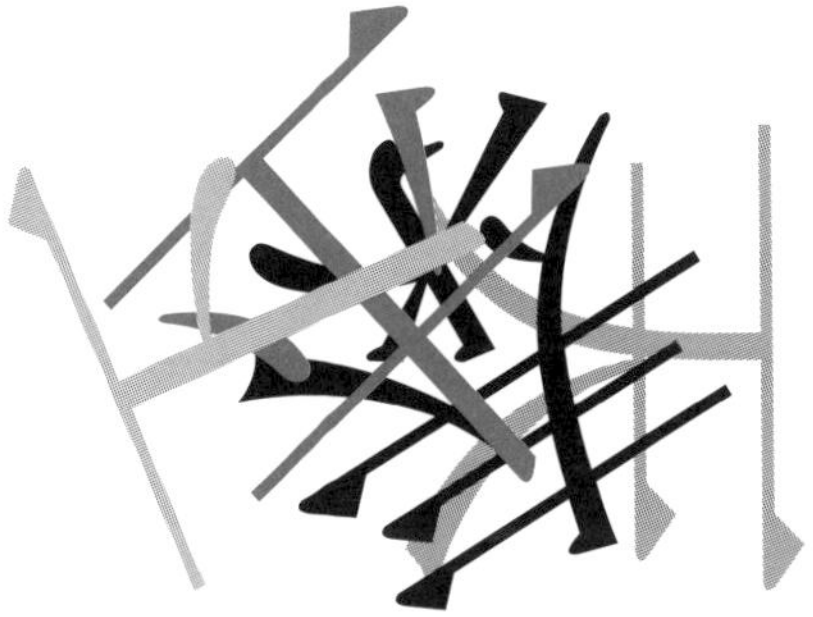

＼ヒント／
幸せの絶対条件

解答欄

チャレンジ問題

Q 40

四字熟語の各漢字の一部分を拡大しています。ヒントを参考にして、その一部分から見えない部分をイメージし、元の四字熟語を推理してください。

難易度 ★☆☆ ／所要時間　　　分

答えは156ページ

❶ \ヒント/ 過去から学ぼう

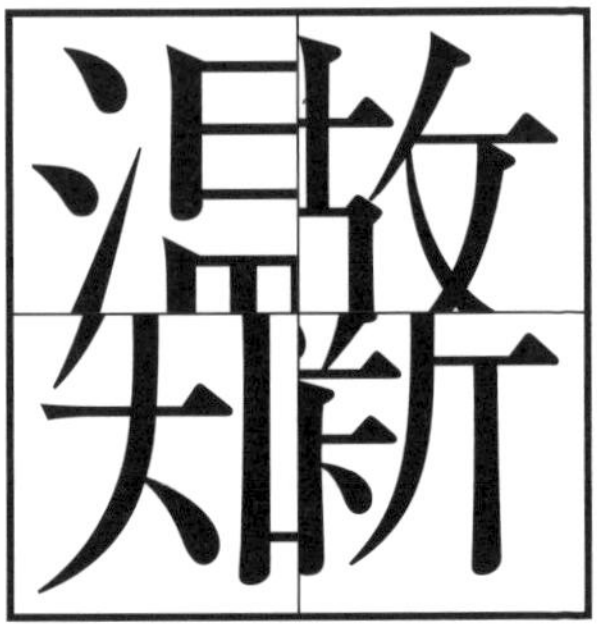

❷ \ヒント/ 内緒だよ

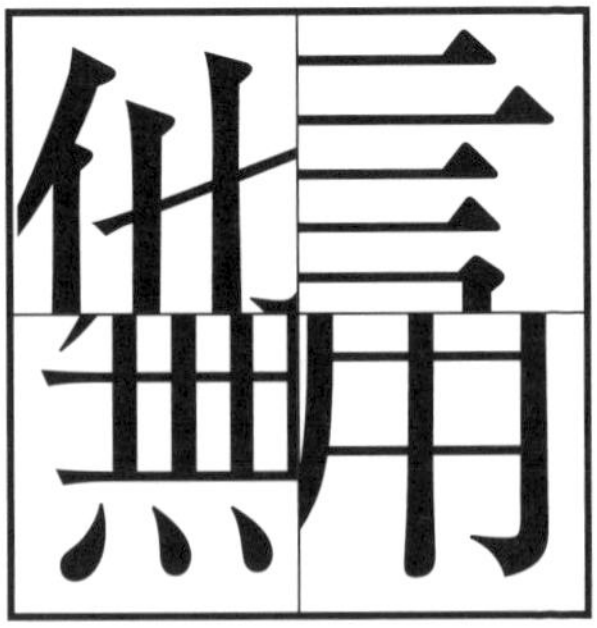

❸ \ヒント/ 前置きはいらない

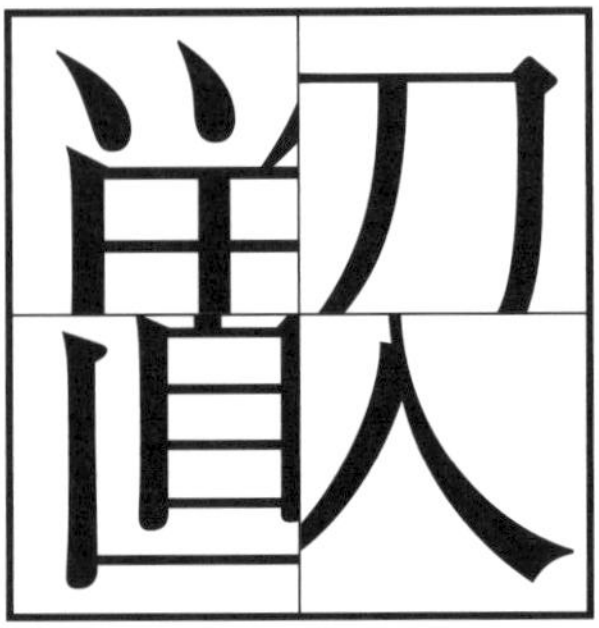

例

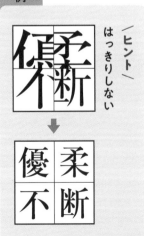

\ヒント/ はっきりしない

優	柔
不	断

チャレンジ問題

Q41

意味が通じる文章になるよう、リストの漢字を空欄に当てはめて、四字熟語を作りましょう。

難易度 ★☆☆ ／所要時間　　　分　　　答えは156ページ

❶みんなで □□工□ をしながら効率化を図りましょう

❷若者に人気のある □進□□ の作家による書き下ろし

❸彼は時々、□□□□ なアイディアを繰り出し我々を驚かす

❹メンバーは □□□散 を繰り返しながらも、会は存続してきた

リスト

創集新外気合想
鋭奇夫離意天

チャレンジ問題

Q42

マス内の漢字を1回ずつ使って、ヒントに合う四字熟語を５つ作りましょう。

難易度 ★☆☆／所要時間　　　分

答えは156ページ

離	如	旧	潔	目
然	清	支	瀾	裂
万	滅	面	依	丈
態	廉	波	躍	白

❶ 古くからの体質のままで進歩がない

❷ 浮き沈みが激しく、ドラマチックな生き方

❸ いかにもその人らしく、名声を高める

❹ 筋道が通らず、バラバラでまとまりがない

❺ 心が清く正しく、やましい行動がない

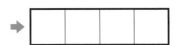

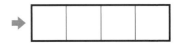

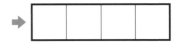

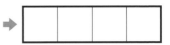

チャレンジ問題

Q43

「頭」「目」「口」を含む四字熟語がそれぞれヨコに4つずつできるように、各リストの漢字を空欄に当てはめてください。

難易度 ★☆☆ ／所要時間　　分

答えは156ページ

❶

頭			
	頭		
		頭	
			頭

リスト

身巾熱防蛇足
尾災平竜寒低

❷

目			
	目		
		目	
			目

リスト

書品然披一御
玉露録商図瞭

❸

口			
	口		
		口	
			口

リスト

記齢牛学座述
金鶏筆預後人

チャレンジ問題 Q44

まずは空きマスに漢字をうめ、四字熟語を作ります。次に、A～Dの各ブロックの空きマスに入った４つの漢字を組み合わせて、それぞれ四字熟語を作ります。最後に、★印に入った４つの漢字を組み合わせてできる四字熟語を答えてください。

難易度 ★☆☆／所要時間　　　分

答えは157ページ

A

森	羅		象
	幻	自	在
炭	水		物
	載	一	遇

			★

B

	武	両	道
	律	背	反
約		手	形
	寒	四	温

			★

解答欄

C

	★		

天	地	神	
呵	呵		笑
品	行	方	
	共	投	資

D

★			

暗	証		号
悪		雑	言
唯		無	二
門	戸		放

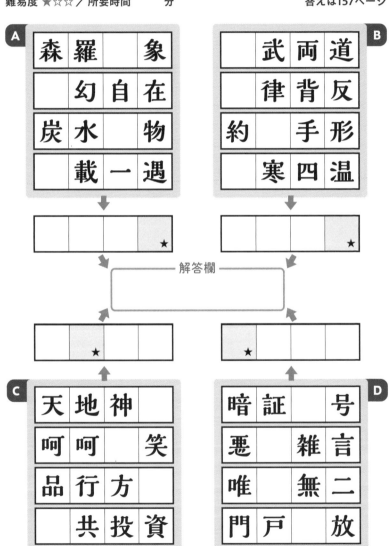

チャレンジ問題

Q45

以下の漢字を組み合わせて、四字熟語を４つ作りましょう。最後に、使われずに残った漢字を答えてください。

難易度 ★☆☆／所要時間　　　分

答えは157ページ

変　転　大　万　団

同　主　生　異　笑

地　結　千　倒　天

止　客

＊順不同

解答欄

チャレンジ問題 Q46

①と②の各ブロックにある漢字を組み合わせて、3つの四字熟語を作りましょう。ただし、各ブロックには1つずつ「?」があるので、何の漢字が入るのか推理してください。

難易度 ★★☆／所要時間　　　分　　答えは157ページ

❶

映	解	事	声
既	無	範	答
画	模	実	?

→

❷

火	海	勤	力
手	他	底	当
通	本	山	?

→

例

分	倒	苦	名
難	義	抱	七
腹	八	大	?

→

大義名分
七難八苦
抱腹絶倒

「?」には「絶」が入り、「大義名分」「七難八苦」「抱腹絶倒」の3つの四字熟語が入ります。

チャレンジ問題

Q47

例のように、リストの漢字を空欄に当てはめて正しい四字熟語になるよう、パズルを完成させてください。熟語は上から下、左から右に入ります。

難易度 ★☆☆／所要時間　　分

答えは157ページ

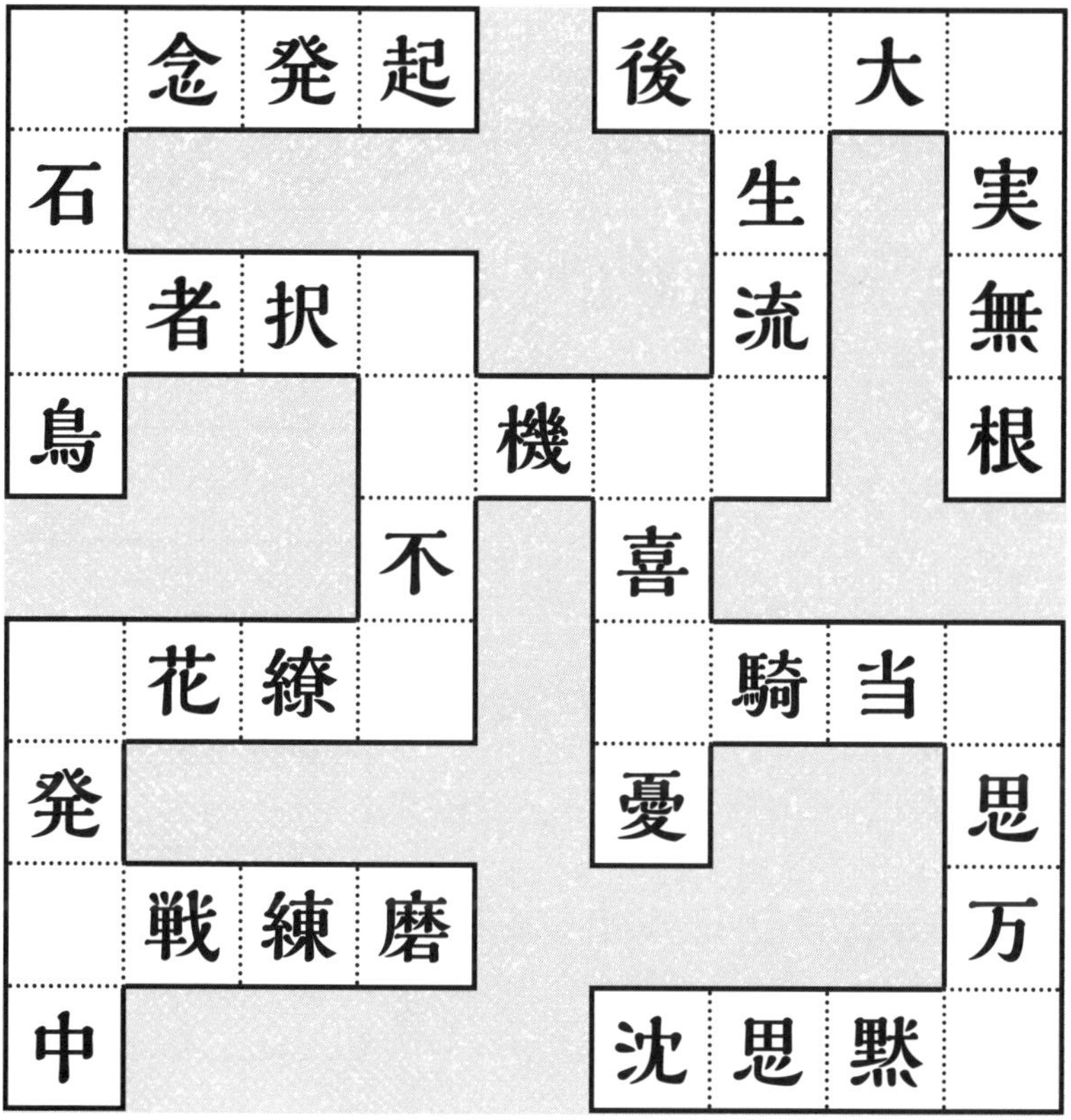

リスト

一一一一
考事生心
千転二百
百乱

例

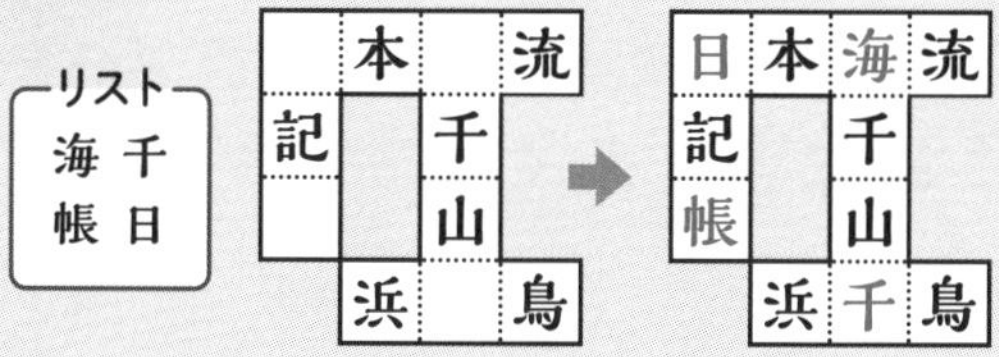

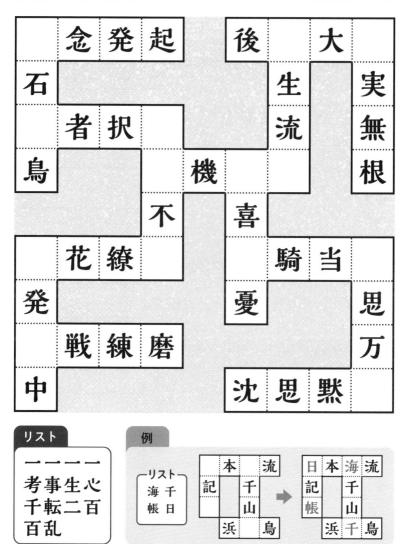

チャレンジ問題

Q48

四字熟語をでたらめに読んでみました。例のように、元の四字熟語を推理してみましょう。

難易度 ★★★ ／所要時間　　分

答えは158ページ

例

われたひすい（割れた翡翠） ➡ | 我 | 田 | 引 | 水 |

❶ せいたがやあめよ（急いたが、や～めよ）

❷ にわとりくちごおく（庭と陸地、五億）

❸ かぜはやしひさん（風速し、飛散）

❹ ごさときりじゅう（誤差と切り、10）

❺ おおきなひつじ（大きなヒツジ）

❻ みなすでかく（見なす、デカく）

チャレンジ問題

Q49

例のように、四字熟語を構成する４つの漢字を順番に空欄に当てはめ、文を完成させてください。

難易度 ★☆☆／所要時間　　　分

答えは158ページ

例

□鉢の□雨は□替わりの□え物 → 小春日和

（小鉢の春雨は日替わりの和え物）

❶ 高松の□章は、□葉を□している□だ

→ □□□□

❷ 積□的に□しんで心を□化する□いじり

→ □□□□

❸ 庭一□の水撒きに、□一杯活□する□雨露

→ □□□□

❹ 二□歳の頃、在学□に大□車で□州を旅した

→ □□□□

❺ □百屋で買った□が、□味しい□参

→ □□□□

❻ □脚の□置を□寸だけ被写□から離す

→ □□□□

チャレンジ問題
Q50

例のように、空欄に四字熟語の読みを入れて、川柳を完成させましょう。四字熟語は、リストの漢字を組み合わせたものになります。

難易度★★★／所要時間　　分

答えは158ページ

例

フェンス［ごえ］
［つどうしゅう］人
脱獄だ
↓
［呉越同舟］

❶

ポイ捨ては
し□□□□□□
□□境に
↓
□□□□

❷

発売日
欲しい□□□□
□□□□へ
↓
□□□□

❸

同□□□
□□□望みに
諦観し
↓
□□□□

❹

信じて□
□□□□□やく
実を結ぶ
↓
□□□□

❺

□□□□□□
□□んを交わす
大家さん
↓
□□□□

リスト

十十人己亡内外本末色
自多羊岐倒患酔陶転憂

第5章

目からウロコ⁉ 漢字のなりたち

知っておきたい75字

第5章

本章では、さまざまな漢字のなりたちについて古代文字を交じえて解説します。普段何げなく使っている漢字でも、現在の意味からは想像もできないなりたちの歴史に触れることができるでしょう。漢字が生まれた中国では、かつては全土で戦乱が繰り広げられたため、その影響で残酷な歴史が隠されている漢字も少なくありません。

漢字力レベル診断

P127～146のチャレンジ問題（全40問）で、
どのくらい正解したか採点してみましょう。

30問以上正解　博士レベル
20問以上正解　秀才レベル
10問以上正解　一般レベル

～ 第５章の言葉 ～

努力は必ず報われる。
もし報われない努力があるのならば、
それはまだ努力と呼べない

王《おう》貞治《さだはる》
（プロ野球選手／1940～　）

山中や道端など、至るところに生えている「草」にまつわる漢字について、そのなりたちを見てみましょう。

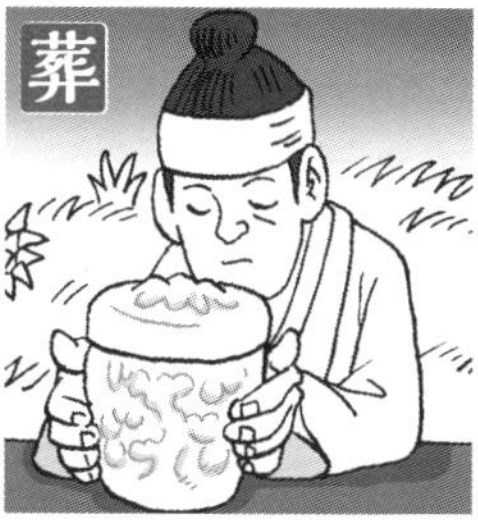

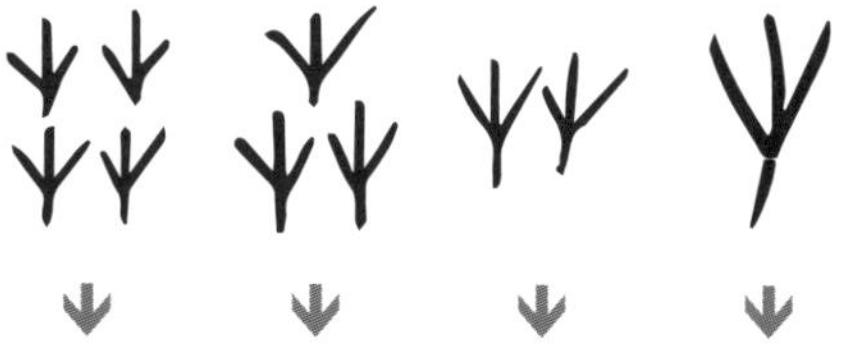

茻《ぼう》　卉《き》　艸《そう》　屮《てつ》

「艹」は、「草」という漢字に使われている冠ですが、それゆえに「くさかんむり」と呼ぶわけではありません。「艹」そのものに「くさ」の意味があるのです。草の下の「早」は、「そう」という音を表しています。

もともと、「くさ」を表す漢字は「屮《てつ》」で、古代文字では草が1本生えている様子を表しています。草が2本になると「艸《そう》」で、これが簡略化されて「艹」になりました。3本の草は「卉《き》」で、観葉植物のことを指す「花卉《かき》」という言葉などに使われています。4本の草は「茻《ぼう》」で、草むらを表しています。

例えば「葬」の字は、「茻」と「死」を組み合わせた形とされます。「死」は、骨になった死者とそれを弔う人の姿にちなむ文字で、つまり「葬」は、草むらに死者を置くさまを表します。古代中国では、死体を草むらに捨てて骨になってから埋葬したとされ、そのことを「葬」と言いました。

チャレンジ問題

次の古代文字が表す漢字を推測してみましょう。
すべて「草」にまつわる漢字です。

答えは次ページ

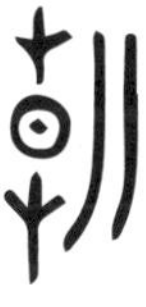

◀1
1日の始まり

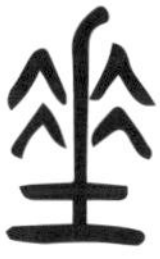

◀2
だらしない様子

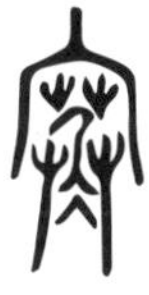

◀3
ブルブル震えます

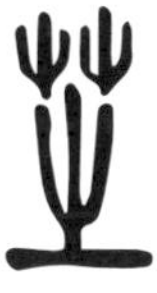

◀4
青く見えることも？

チャレンジ問題 答え

1

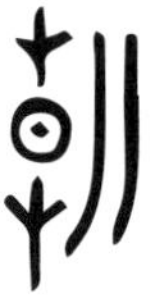

朝

「艸」「日」「月」を組み合わせた文字。古代文字を見ると、「艸」が「日」の上と下に分かれているのがわかるでしょう。つまりこの文字は、草の間から日が昇る様子を表します。古代文字では、右側は水の流れ(朝潮)になっていますが、のちに「月」に変わりました。

2

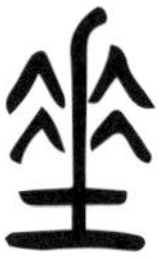

垂

「𠂹《すい》」と「土」を組み合わせた文字。「𠂹」は、草木の花や葉が垂れ下がる様子を表し、下に「土」がつくので、地面まで垂れ下がっているのでしょう。地面に近づくさまから、何かの状態になりつつあるという意味で、死にかけという意味の「垂死《すいし》」のようにも使われます。

3

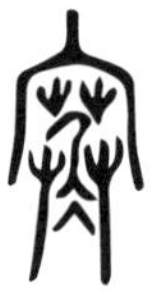

寒

古代文字を見ると、建物の屋根を表す「宀」の下に、「茻」と「人」、そして氷を表す「仌《ひょう》」を組み合わせていることがわかるでしょう。つまり、建物の中に氷があるため、そのそばにいる人が寒さを避けて、草を敷き詰めている様子を表しているのです。

4

芝

もともとは「神草」と呼ばれる霊芝《れいし》(生薬)の類いを表します。これを服用すると不老不死になると信じられていました。日本では、「しば」の意味に用いられています。「芝居」は、その昔は一面芝生だったところで鑑賞していたことに由来する言葉とされます。

「木」は樹木だけでなく、木材としても身近な存在です。
そんな「木」にまつわる漢字のなりたちを見てましょう。

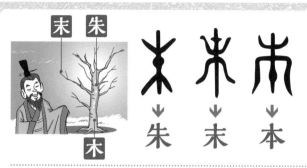

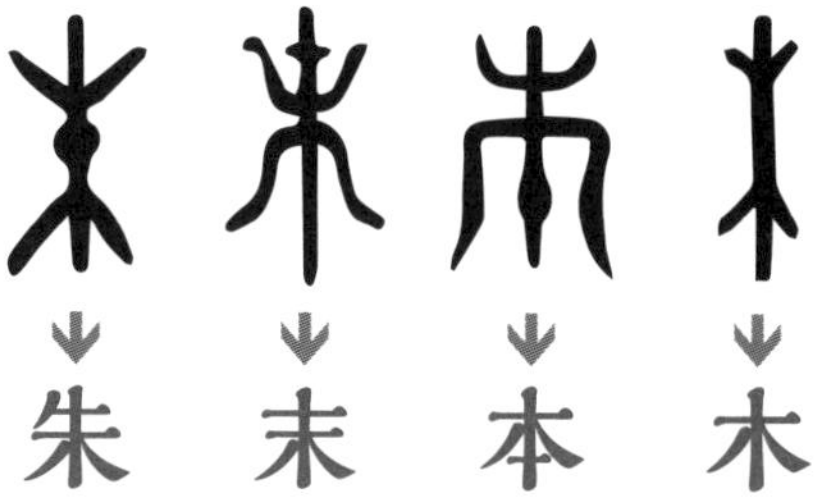

「木」の古代文字は、幹と枝、根を描いた木の形にちなみます。木偏になったり、「査」のように上についたり、「果」のように下についたりしながら、木に関係する漢字を形成するのです。しかし、「木」を使いながらも、木とは関係のない漢字もあります。例えば、「本」「末」などは「木」を元にして作られ、木に関連した概念を示しています。

「本」は、古代文字では下に点を加えたように見えます。木の根元を指し示すことで「もと」「はじめ」の意味を表しているのです。のちに書物を1本、2本と数えるようになり、書物を表す「ほん」の意味になりました。つまり、「ほん」を表すためではなく、「もと」を表すために作られたのです。

「本」とは逆に、木の上に点を加えたのが「末」です。木の末端を指し示すことで、「すえ」「おわり」の意味を表します。また、「朱」の古代文字は、木の幹の部分に点を加えた形です。これに「木」を組み合わせて、木の「かぶ（株）」の部分を表しています。

チャレンジ問題

次の古代文字が表す漢字を推測してみましょう。
すべて「木」にまつわる漢字です。

答えは次ページ

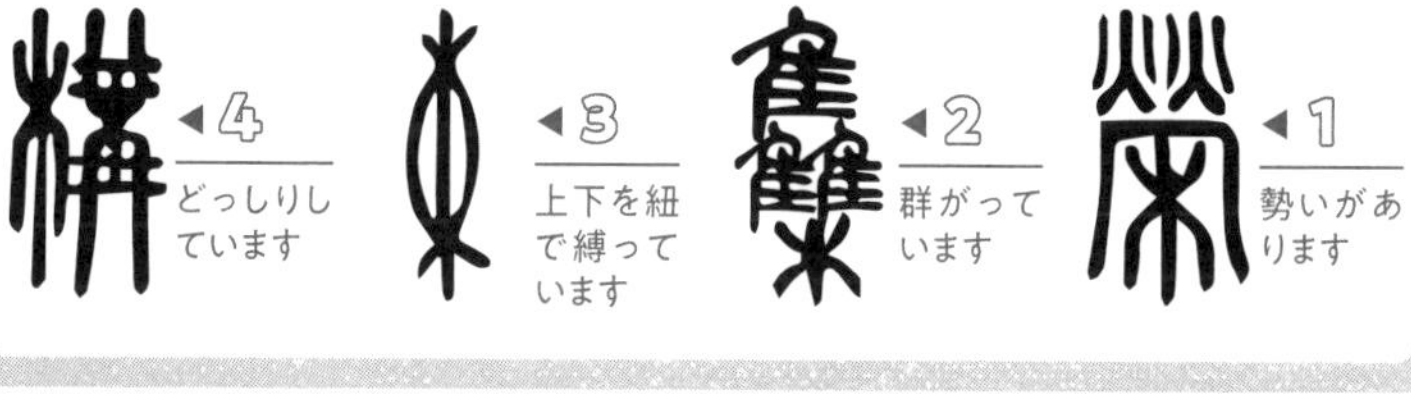

チャレンジ問題

答え

1

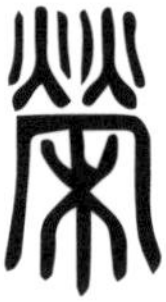

栄

元の字は「榮」で、「𤇾《えい》」と「木」の組み合わせで作られた文字です。「𤇾」の元の形は「熒」で、かがり火を表します。かがり火がメラメラと燃えさかることを「栄」で表し、古代文字でもその様子がうかがえます。ここから「さかえる」の意味が生まれました。

2

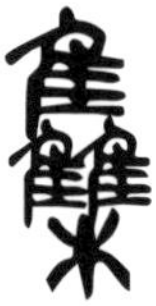

集

元の形は「雧」で、小鳥を表す「隹《すい》」と「木」の組み合わせで作られた文字です。たくさんの小鳥が木にびっしりとまっている様子から、「あつまる」「つどう」の意味になりました。古代文字を見てみると、そのイメージがより鮮明に思い浮かぶでしょう。

3

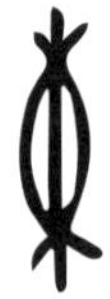

束

古代文字を見ると、雑木を束ねて、上部と下部をくくっている形であることがうかがえます。その様子から「たばねる」「たば」の意味になりました。古代中国では、シバを束ねた「束薪《そくしん》」を神に捧げて、それを川に流して占いをする風習がありました。

4

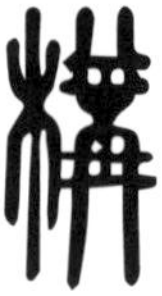

構

元の字は「構」です。右側の「冓《こう》」は、同じ形の飾り紐を上下に組み合わせた形で、組み合わせるという意味があります。これに「木」を加えたのが「構」で、木材を組み立てて建物などを造ることを表し、「構成」「構造」「構築」のように使われます。

太陽を表す「日」は、漢字を構成するパーツとしてさまざまな漢字に見られます。そのなりたちを見てみましょう。

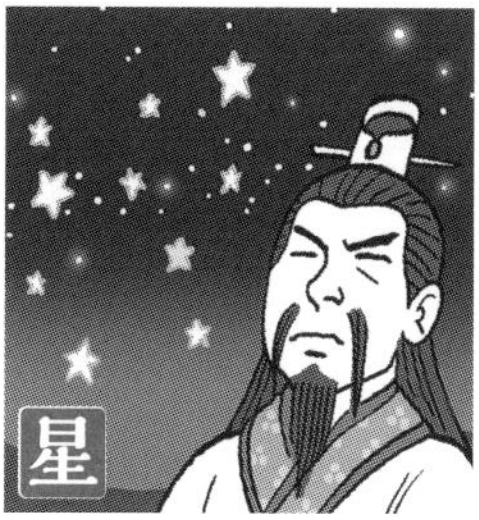

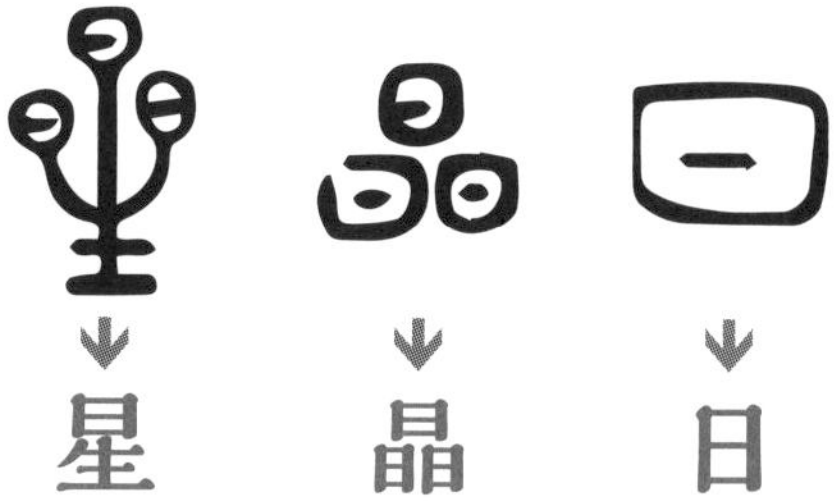

「日」の古代文字は、太陽の丸い形を表しています。中央に線があるのは、輪ではなく、中身があることを示しています。中が満たされていることから、「充実する」「満たす」という意味の「実」と同じ「ジツ」の音があるとされています。

太陽を表す漢字として知られる「日」ですが、太陽に限らず、星を表すこともあります。「日」を2つ組み合わせた「昌」は、複数の星が光る様子を表し、「あきらか」「さかん」の意味があります。「日」が3つの「晶」は、さらに多くの星が光っている形です。星は太陽とは異なり熱をもたらさないので、同じように熱を発さずに光る水晶の字になりました。

現在「ほし」の意味で使われる「星」にも、古代文字では3つの「日」が見られます。古い字形だと「曐」という字もあり、下につく「生」は、「セイ」の音を表します。「日（太陽）から生まれたので星」という解釈も見られますが、正しくはありません。

チャレンジ問題

次の古代文字が表す漢字を推測してみましょう。
すべて「日」にまつわる漢字です。

答えは次ページ

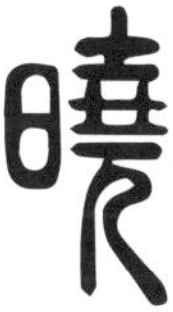
◀1 まだうす暗い

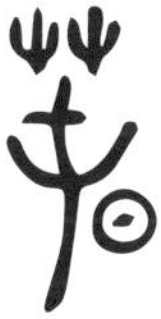
◀2 ポカポカ陽気に

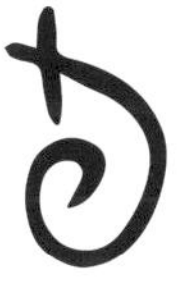
◀3 まさに今！

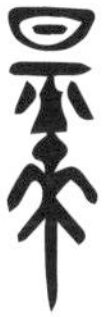
◀4 力と結びつく

チャレンジ問題

答え

1

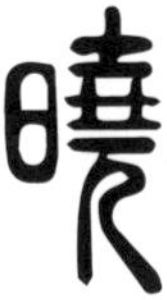

← 暁

元の字は「暁」です。右側の「堯《ぎょう》」は、窯《かま》の棚の上に土器を積み重ねた形で、「たかい」の意味があります。これに「日」を加えた「暁」は、太陽の位置が高くなり始める夜明け、つまり「あかつき」を表します。次第に明るくなり、物の姿が明らかになることから「さとる」の意味にも用いられました。

2

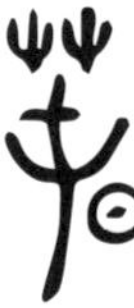

← 春

元の字は「萅」で、「艹」と「屯」と「日」の組み合わせで作られた文字です。ここでの「屯」は、冬の間に活動を停止した草の根を表します。つまり「萅」は、日の光を受けて芽を出そうとすることを表す文字で、ここから草が芽を出す時期である「はる」の意味になりました。

3

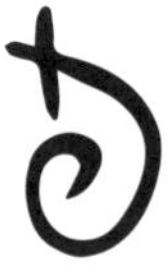

← 旬

グルグルと渦を巻いたようにも見える古代文字は、竜が尾を巻いている形を表します。古代中国の殷《いん》王朝では、10日をひと区切りとする暦が使われ、この尾を巻いた竜の形で10日（1旬）を表していました。のちに「日」を加えて「旬」にすることで、わかりやすくしたのでしょう。

4

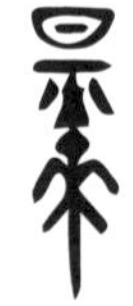

← 暴

古代文字は、「日」と獣の死骸の形を組み合わせて作られました。獣の死骸が太陽にさらされているので「さらす」の意味になり、転じて「あばく」の意味にもなりました。のちに、「暴」が「乱暴」のような「あらい」の意味になると、「日」を加えた「曝」が「さらす」になりました。

夜空にぽっかり浮かぶ「月」は、三日月を元にして作られました。そのなりたちを見てみましょう。

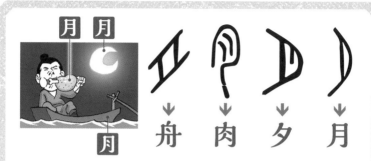

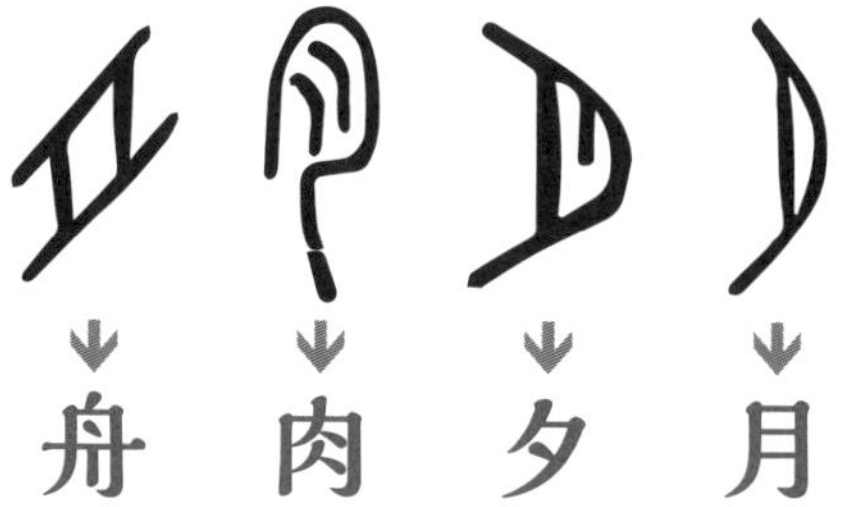

「月」は、太陽と同様に球形ですが、「日」と区別するために、三日月の形を元にして作られました。古代文字を見ると、夕方の月の形が元になっている「夕」と似ています。のちに「月」は中央に二点を置き「夕」は一点を置いて区別させました。

「月」を含む漢字は3つに分類されます。

まずは、「つき」を含むものとして作られた漢字で、「明」「期」「朝」など。次に、肉片の形を表す「肉」を元にした「にくづき」で、「胸」「脚」「胃」など。体と関係のある漢字に用いられ、漢和辞典でも「月部」と分けて「肉部」に掲載されます。もう一つが、舟の形を表す「舟」を元にした「ふなづき」。「前」「勝」「服」などに見られるもので、独立した部首ではありません。

今ではいずれも「月」で表されますが、夜空の「つき」は、中の二線の右側が離れた「月」で、「にくづき」は中の二線が左右に接する「月」、「ふなづき」は中の二線が斜めになった「月」と、書き分けていました。

チャレンジ問題

次の古代文字が表す漢字を推測してみましょう。
すべて「月」にまつわる漢字です。

答えは次ページ

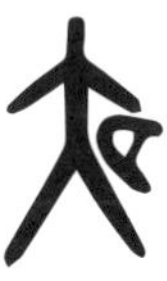
◀1
真っ暗になりました

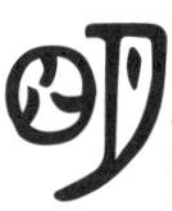
◀2
光が差し込みます

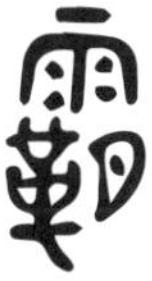
◀3
チャンピオン！

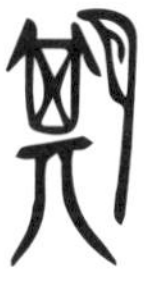
◀4
時間の区切り

チャレンジ問題 答え

1

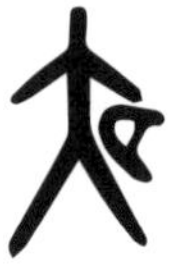

← 夜

「大」と「夕」の組み合わせで作られた文字です。「大」は、手足を広げて立っている人物を正面から見たときの形で、古代文字では人物の脇の下から月が現れた様子を示しています。そこから、月が姿を現す時間帯、すなわち「よる」を表しています。

2

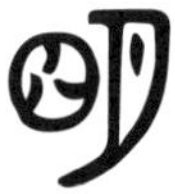

← 明

現在の字は「日」と「月」の組み合わせですが、古代文字を見るとわかるように、左側は「日」ではありません。元の字は「朙《めい》」で、左側の「囧《けい》」は窓の形です。つまり、「明」は窓から月明かりが入ることを表し、「あかり」「あかるい」などの意味になりました。

3

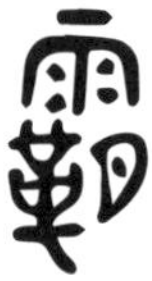

← 覇

元の字は「霸」で、「雨」「革」「月」の組み合わせです。「革」は獣の皮の形で、風雨にさらされて白くなった獣の死体を「霸《は》」で表しています。それが、光を失った残月の色に近いので、「月」を加えた「覇」となりました。ここから、「覇」には「しろい」の意味もあります。

4

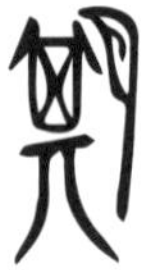

← 期

左側の「其《き》」は、ちりとりを表す「箕《き》」が元になっています。ちりとりが四角形なので、「方形の」「一定の大きさのもの」の意味があります。これに「月」を加え、月の運行による時間や一定の時期を表し、「期間」「期日」「期限」のように使われます。

長い人生では、目を覆いたくなるつらい出来事にも直面します。「辛」の文字のなりたちにも、残酷な歴史が隠されています。

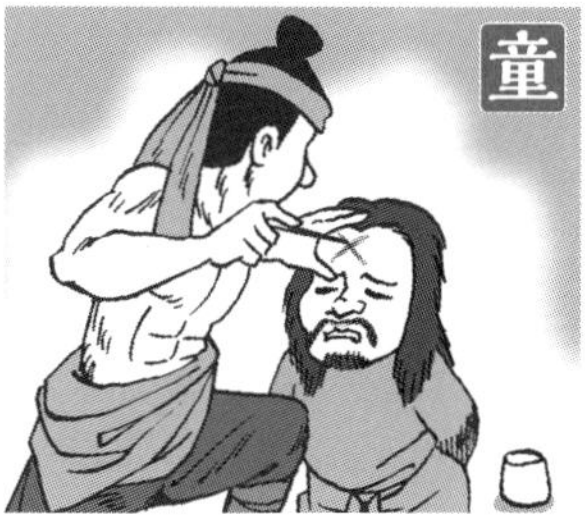

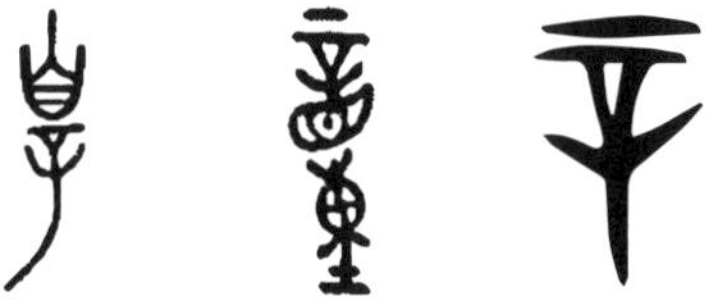

辛　童　罪

「辛」の古代文字は、手で握るグリップがついた大きな針の形を表します。古代中国では、刑罰や通過儀礼などで入れ墨が用いられました。「辛」は、その入れ墨を入れるための針を表し、入れ墨をするときの痛みから「つらい」などの意味になりました。

「童」は、古代文字を見ると、上半分は「辛」と「目」の組み合わせです。これは、刑罰として目の上に入れ墨をされた奴隷を表しています。奴隷はまげを結えなかったので、同じようにまげを結わない「わらべ」を表すようになりました。下半分は「東」の元の形で、ここでは「とう」という音を表しています。

「罪」は、元になった字が「辠《ざい》」で、鼻の形を表す「自」と「辛」の組み合わせです。これは、刑罰として鼻に入れ墨をされた罪人を表し、のちに「つみ」を意味するようになりました。「罪」はもともと、魚を捕る竹網のことでしたが、「辠」と同じ音を持つことから「つみ」を表すようになったのです。

チャレンジ問題

次の古代文字が表す漢字を推測してみましょう。
すべて「辛」にまつわる漢字です。

答えは次ページ

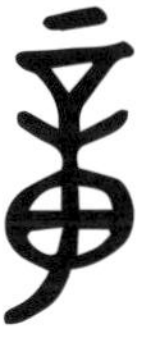

◀1　文字を書くことから

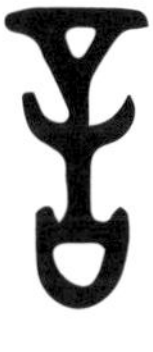

◀2　「口」を組み合わせています

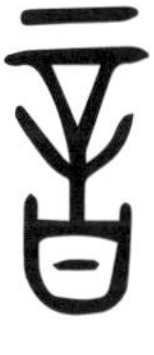

◀3　響きます

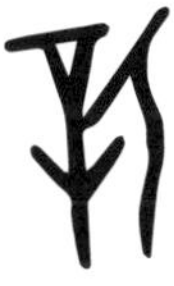

◀4　木を切る様子から……

チャレンジ問題

答え

1

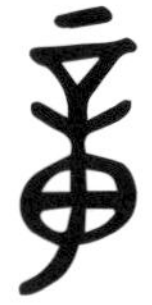

← 章

古代文字でも明らかなように、「辛」の中央に「日」を組み合わせて作られました。「日」は墨だまりを示し、墨だまりのついた針を表しています。この針は体に入れ墨を施すもので、そこから美しい模様（しるし）を意味する「章」が使われ、「あきらか」などの意味にも用いられました。

2

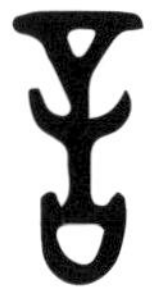

← 言

「辛」と「口」の組み合わせです。ここでの「口」は、神に捧げる言葉を入れる器を表す「𠙵《さい》」です。「辛」を添えることで、その言葉に偽りがあったら、入れ墨の刑罰を受けるという誓いを示します。つまり「言」は、神への誓いの言葉を「いう」ことを表し、のちに広く用いられました。

3

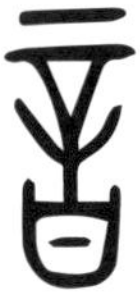

← 音

古代文字を見ると、「言」の「𠙵《さい》」の部分に横線の「一」が加わった形であることがわかるでしょう。誓いの言葉に神が反応すると、夜中に「𠙵」の中でかすかに音が響くという伝承があり、「一」はその音の響きを表しています。それから、「音」は「おと」の意味になりました。

4

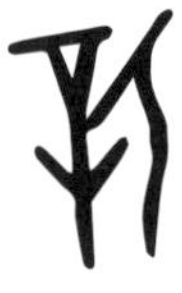

← 新

「辛」と「木」に、オノを表す「斤《きん》」を組み合わせています。ここでの「辛」は木を選ぶ際に使う針を表し、位牌を作る際にこの針が当たった木を材料にしていたようです。つまり「新」は、針が当たった木を「斤」で切ることを表し、木を新しく切り出すので「あたらしい」の意味になりました。

古くは草や麻、羊毛などで作られ、日々の生活に欠かせない「糸」。その文字のなりたちを見てみましょう。

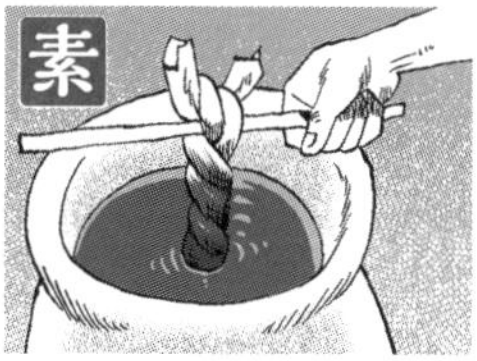

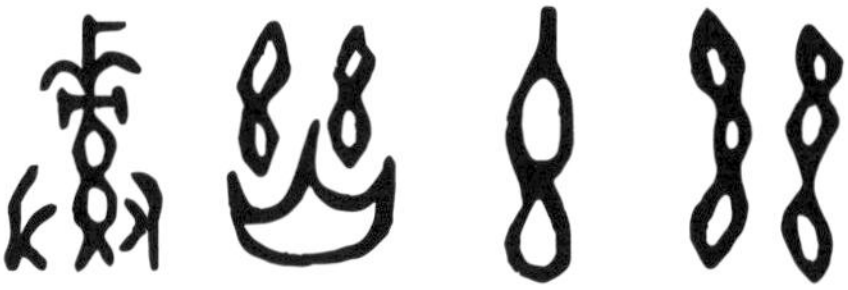

素　幽　玄　糸

中国では古くから養蚕が行われていました。3000年以上前の甲骨文字の文章にも、蚕の神を祀《まつ》る様子が記されています。「糸」の古代文字は、糸束が2つ並んだ形です。元の字は「絲」でした。

その糸束をねじった形が「玄」です。ねじった白い糸束は、染汁《そめしる》の入った鍋につけて黒く染めるので、「玄」には「くろ」の意味があります。「くろ」とはいえ、黒さの中にも赤みがあって奥深さがあることから「幽玄」などの言葉に用いられます。

「幽」は、「𢆶《ゆう》」と「火」の組み合わせで、ねじった糸束の「幺《よう》」を並べて火で燻《いぶ》し、黒くすることを表します。この「くろ」にも奥深さが感じられることから、「幽」には「ふかい」「かすか」などの意味があります。

一方で、糸束を鍋で染めるときに、糸束の結び目部分は黒く染まらず、そのまま白く残ります。その白い部分を「素」と言い、「しろ」「もと」などの意味があります。古代文字は、糸を染める様子を表します。

チャレンジ問題

次の古代文字が表す漢字を推測してみましょう。
すべて「糸」にまつわる漢字です。

答えは次ページ

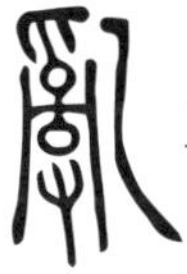

◀1
ぐちゃぐちゃです

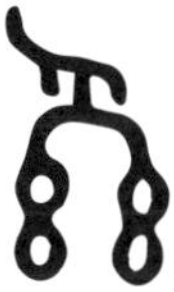

◀2
つながりを示す

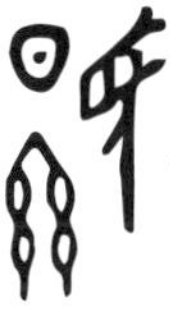

◀3
表に出てきます

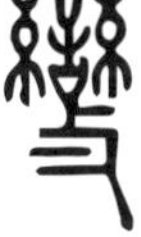

◀4
チェンジ！

チャレンジ問題

答え

1

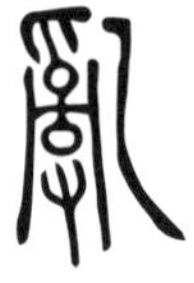

乱

元の字は「亂」です。左側の「𤔔《らん》」は、総《かせ》に巻きついた糸が乱れて手でほぐそうとしている形で、「みだれる」の意味になりました。右側は「乙《いつ》」の変形で、骨のへらを表します。「亂」は、乱れた糸を骨のへらで解いて直す様子から「おさめる」の意味となり、「みだれる」にもなりました。

2

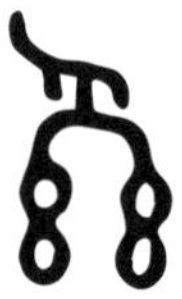

系

古代文字を見ると、「系」の上の「ノ」に相当する部分は手の形で、糸飾りを持つ様子を表します。手から糸が垂れている様子から「いとすじ」の意味となりました。ここから連なるもの全般を表すようになり、糸ではなく家が連なるということで「家系」のように使われました。

3

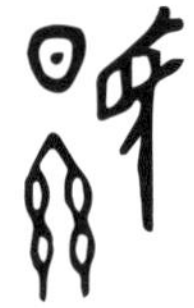

顕

元の字は「顯」で、「㬎《けん》」と「頁《けつ》」を組み合わせて作られました。「㬎」は、霊力がある玉《ぎょく》を表す「日」と、その下に糸飾りをつけたもので、「頁」は儀礼用の帽子をかぶって拝む人を横から見た形です。玉に神が現れることから、「顯」は、「あらわれる」などの意味になりました。

4

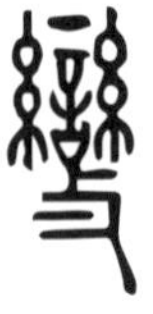

変

元の字は「變」です。上部の「䜌」は、「言」が神への誓いの言葉を表しており、その言葉を入れた器の左右に糸飾りをつけた形になっています。下部の「攴《ぼく》（攵）」は、鞭で打つ形です。ゆえに「變」は、神への誓いを破り、改めることを表し、ここから「かえる」などの意味になりました。

生まれつきの才能って、神さまからの贈り物なのでしょうか。そんな「才」のなりたちについて見てみましょう。

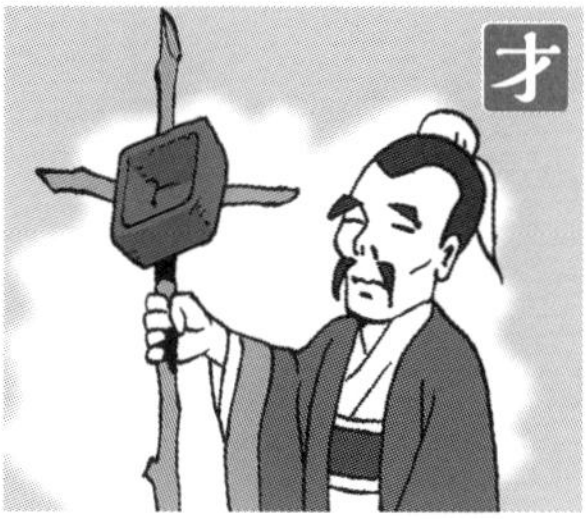

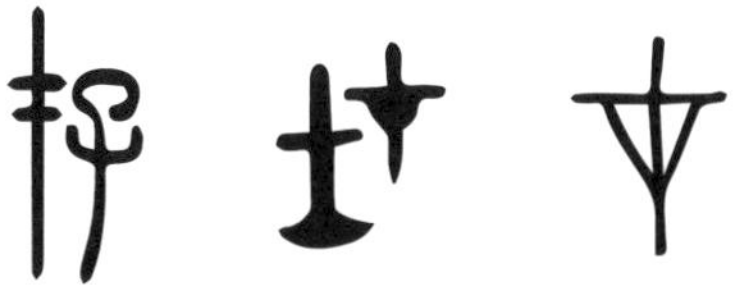

存　在　才

「才」の古代文字は、十字に組んだ木と、神への言葉を入れる器を示す「𠙵《さい》」の組み合わせです。古代中国では、このような目印の木を立て、その場所を神が天から降りてくる依《よ》り代《しろ》として神聖化していました。それゆえ、「才」は神が「在《あ》る」場所ということで「在」の元字になり、生まれながらの特別な能力という意味にもなりました。

その「在」の文字には「士」が組み合わされていますが、本来は「士」ではなく、小さな鉞《まさかり》の頭の形を示す「士」でした。古代文字で、「才」と「士」を組み合わせていることが確認できます。この場合、鉞は聖器として「才」を守ることを示します。神聖なものとして「ある」という意味から、ものが「ある」、人が「いる」という意味になりました。

また、「存」は「才」と「子」の組み合わせです。子が神聖化され、それゆえ生存が保障されていることを表し、「ある」「生きる」などの意味になりました。

チャレンジ問題

次の古代文字が表す漢字を推測してみましょう。
すべて「才」にまつわる漢字です。

答えは次ページ

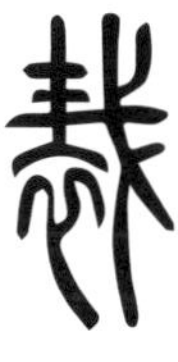

◀1 一刀両断に！

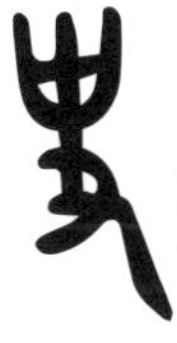

◀2 昔からの記録

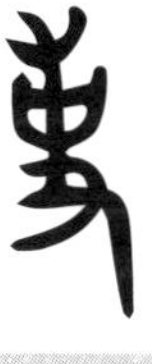

◀3 こなすべきもの

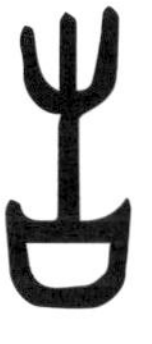

◀4 お伝えします

チャレンジ問題 答え

1

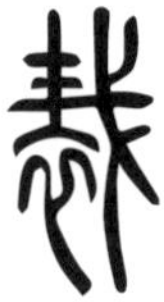

← 裁

「𢦏《さい》」の部分が、武器を表す「戈《ほこ》」と「才」の組み合わせです。「𢦏」は、戈をつくる際、刃の上に神聖な標《しるし》をつけることを表し、物を祓い清めて事を始めるという意味があります。「衣」が加わることではじめて布を裁つことを表し、その作業から「さばく」などの意味も生まれました。

2

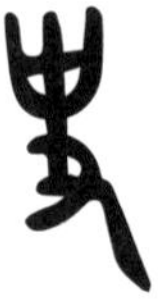

← 史

神への祈りの言葉を収めた器を示す「𠙵《さい》」を木にくくりつけた「中」と、右手の形の「又」の組み合わせです。「𠙵」がついた木を手に持って、神に祈る様子を表し、祖先を祀る行事を示します。つまり「史」は「祭事」の意味で、のちに祭事を行う人や記録を表すようになりました。

3

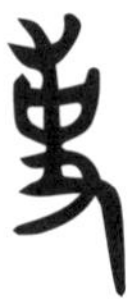

← 事

「史」に、吹き流しを組み合わせた形。木の枝に「𠙵」と吹き流しがつくので、国家的な祭事（政治）を示しているのでしょう。ここから転じて、「しごと」「つかえる」の意味になりました。なお、この木の枝を持って各地の山河を祀ることを「使」と言い、「使者」のような言葉も作られました。

4

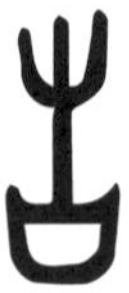

← 告

元の形は「告」で、木の小枝に「𠙵」をつけた形です。神への祈りの言葉を収めた𠙵を小枝にくくりつけて神前に掲げ、神に告げて祈ることから、「つげる」の意味になりました。古代中国では、外敵の侵入や天変地異などがあると、こうした儀式で祖先に祈りを捧げていました。

力の象徴である「刀」。部首の「刂（りっとう）」も刀を表します。「刀」のなりたちを見てみましょう。

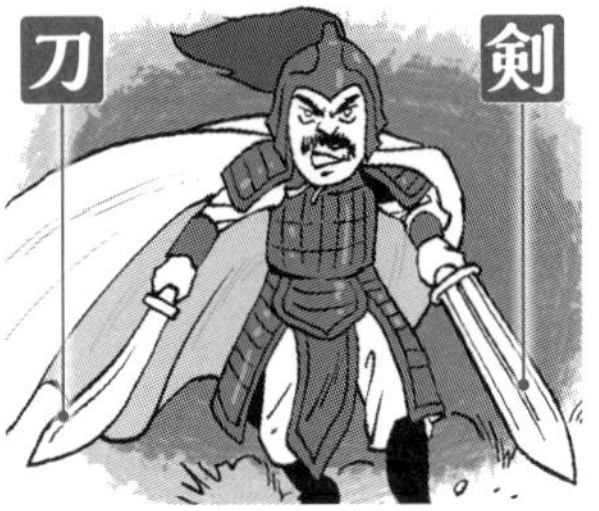

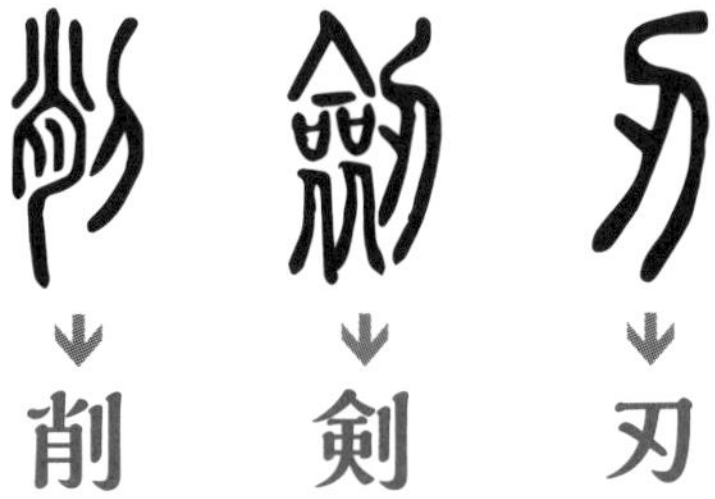

「刀」という漢字は、刀の形が元になっています。刀の刃の部分に点を置き、刃が光る様子を示しているのが「刃」という字で、「は」「やいば」を表します。

「刀」は、文字の右側に置かれた場合は「刂（りっとう）」に形を変え、さまざまな漢字に用いられています。例えば「剣」は、元の形が「劍」で、「僉《せん》」と「刂」の組み合わせです。「僉」は、「けん」という音を表すとともに「そろう」という意味もあるので、ここから均等になるように鍛えられた剣を表すようです。なお、「刀」は片刃なのに対し、「剣」は両刃（左右両側に刃がつく）という違いがあります。

「刀」や「刂」を組み合わせて、「きる」「きざむ」「けずる」などの意味で用いられる漢字もあります。例えば、「削」は元の字が「削」で、「肖」と「刂」の組み合わせです。「肖」は小さな肉片のことで、大きな肉の塊から肉を削り取ることを表し、そこから「けずる」の意味になりました。

チャレンジ問題

次の古代文字が表す漢字を推測してみましょう。すべて「刀」にまつわる漢字です。

答えは次ページ

◀1 バラバラにします

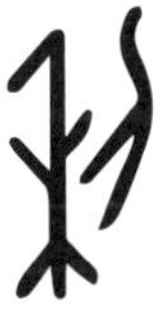
◀2 お金になります

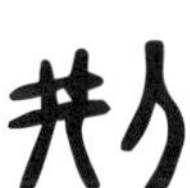
◀3 自由がなくなる

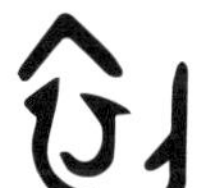
◀4 新鮮です

チャレンジ問題

答え

1

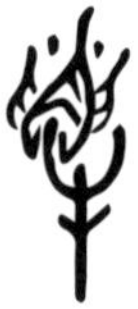

← 解

「角」「刀」「牛」を組み合わせて作られた文字で、牛の角を刀で切り取ることを表しています。古代中国では、切り取った牛の角で祭祀の道具などを作ったとされます。バラバラに解体することから、問題を解きほぐして解決することを指すようになりました。

2

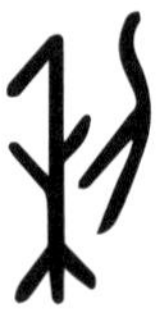

← 利

穀物を表す「禾」と「刂」を組み合わせて作られた文字で、鎌などの農具を使って穀物を刈り取ることを表しています。古代文字でも、収穫の様子がうかがえます。刈り取った穀物を売れば利益となることから、「もうけ」「りえき」の意味になりました。

3

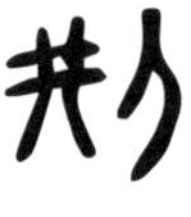

← 刑

元の字は「𠛬」です。左側の「井」は首枷《くびかせ》を表し、刑罰として罪を犯した者の首や手に枷《かせ》をはめる形を示しています。鼻や耳を切り取ったり、さらには首を切ったりして体を痛めつける刑罰が増えたことから、のちに「刂」を加えて「刑」の字が作られました。

4

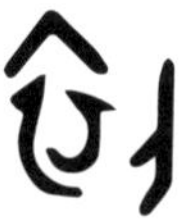

← 初

「衣」と「刀」を組み合わせて作られた文字で、布を切って衣を作ることを表しています。この場合の「衣」は、赤ん坊の初めての衣服となる産着で、産着を作るために布にはさみを入れる儀式があったのでしょう。ここから「はじめ」の意味になりました。

万物を潤す「雨」は、農業では“恵みの雨”として欠かせません。そんな「雨」にまつわる漢字のなりたちを見てみましょう。

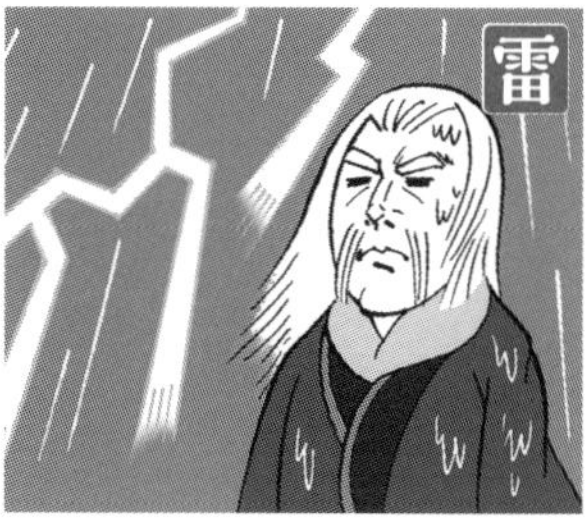

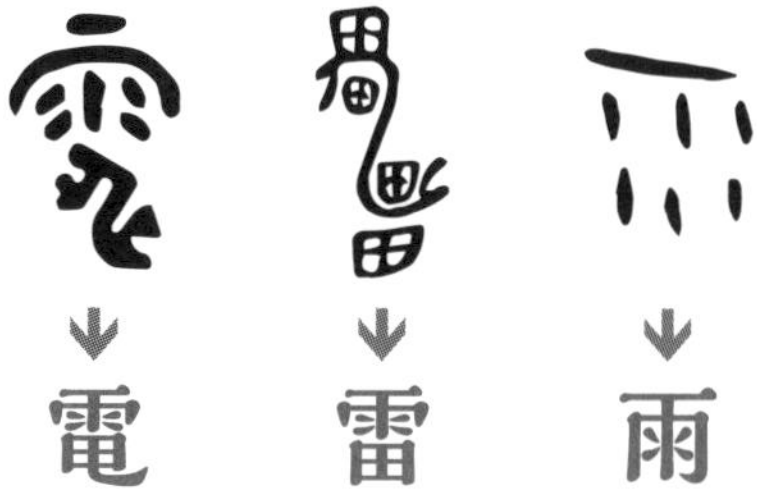

「雨」の古代文字は、天から雨が降る形です。「あめかんむり」の字の多くは、雨や水に関連した天体現象を表します。

「雷」もその一つで、古代文字では稲妻が光る様子を表しています。古くは「靁《らい》」や「畾《らい》」という字が使われ、「雷」ももともとは「靁」でした。のちに「田」の部分が簡略化されて現在の字形になりました。

稲妻の形が元になっている漢字としては、「申」もあります。古代中国において稲妻は、天の神が発したものとして畏《おそ》れられ、ここから「申」は神の意味を持つようになり、祭壇を表す「示（ネ）」を加えて「神」の字が作られました。定かではありませんが、自分の言葉を稲光のように相手にのばすことから、「もうす」の意味ができたようです。

「雨」と「申」を組み合わせた「電」には、稲妻や稲光のほかに、「雷のように速い」という意味もあります。ここから素早い攻撃を表す「電撃」のように用いられました。

チャレンジ問題

次の古代文字が表す漢字を推測してみましょう。
すべて「雨」にまつわる漢字です。

答えは次ページ

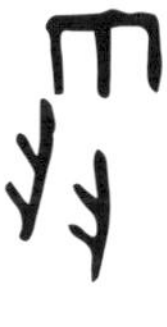

◀1
寒くなりました

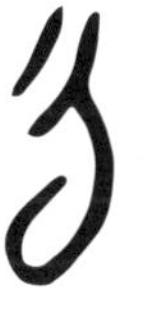

◀2
たなびいています

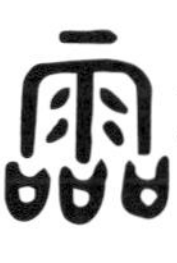

◀3
ご先祖さま～

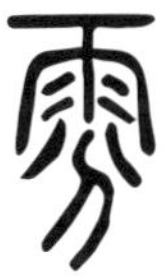

◀4
もやもやした様子

チャレンジ問題

答え

1

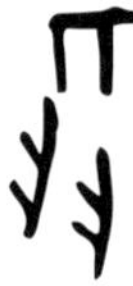

← 雪

古代文字は、空から雪片が降る様子を表します。その雪片が羽のように見えるものや、小枝に付着している形のものも確認されています。「はらう」「ぬぐう」の意味の「刷《さつ》」などと音が近いことから、「雪」にも同じ「ぬぐう」「すすぐ」の意味があり、「雪辱」のように用いられます。

2

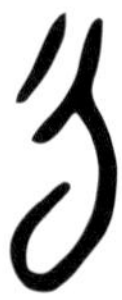

← 雲

もともとは、「雲」の下の「云」部分だけで「くも」を表していました。その古代文字は、空を流れる雲の下に竜の尾が見えている形で、当時は雲の中に竜がいると考えられていたのです。のちに、「云」に「雨」を加えて「雲」となり、一方の「云」は「云《い》う」の意味になりました。

3

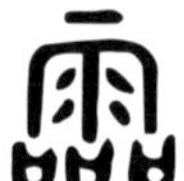

← 霊

元の字は「靈」で、「霝《れい》」と「巫《ふ》」の組み合わせです。「霝」は、神霊への言葉を収める器を表す「𠙵《さい》」を3つ並べて、雨乞いしていることを示します。「巫」は、祈りを捧げる巫女《みこ》のこと。つまり「霊」は、雨乞いの儀礼を表しており、のちに神霊そのものを指すようになりました。

4

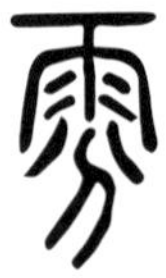

← 雰

「雨」の下の「分」は、刀で2つに分けることを表します。「雰」は、雨気が霧のように細かくなったものを表し、「きり」の意味になりました。なお「雰囲気」は、もともとは地球を取り巻く大気を意味する言葉でしたが、転じてその場に醸し出される気配や気分にも使われました。

生命の源となる「水」とあって、水にちなむ漢字は数多くあります。そんな「水」のなりたちを見てみましょう。

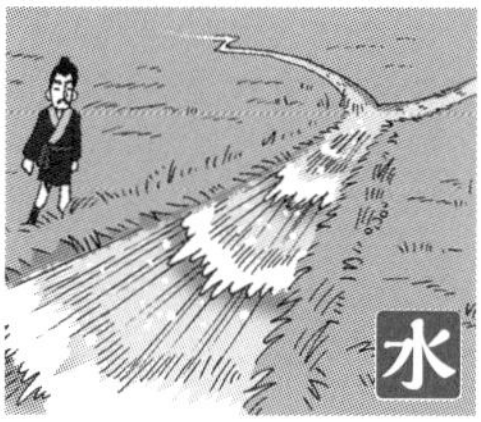

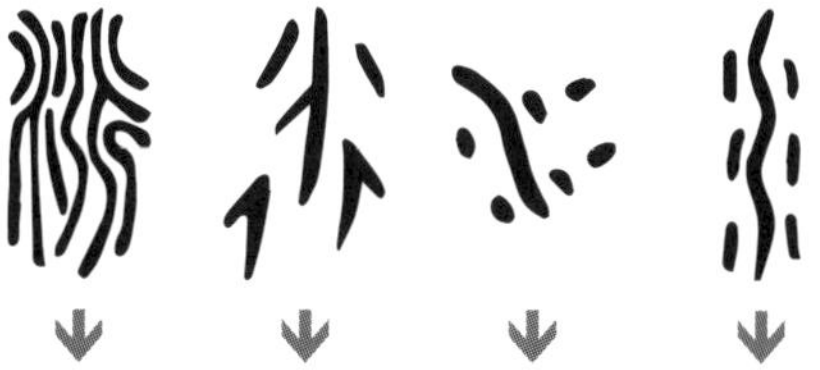

水　氷　永　派

「水」の古代文字は、流れている水の形です。中央の大きな流れと、左右にある小さな流れで構成されています。3筋とも大きな流れだと「川」になります。「水」は小さな流れを表しているのです。

「氷」の古代文字は、「水」の横に2つの氷の塊がある形です。水の流れが小さいので、表面が凍って氷の塊ができたのでしょう。元の字は氷の塊を表す「仌《ひょう》」で、のちに「水」を加えて現在の字形となりました。

同じ流れる水の形でも、水が合流して勢いよく流れる様子を表しているのが「永」です。水の合流点は勢いが長く続くので、「ながい」の意味になりました。時間的に「ながい」ということです。

逆に、水の流れが分かれる様子を表しているのが、「派」の元になった「𠂢《はい》」です。「水」の変形である「氵」を加えた「派」には、「分かれ流れる」「わかれる」「つかわす」などの意味があり、「派遣」のように用いられます。

チャレンジ問題

次の古代文字が表す漢字を推測してみましょう。すべて「水」にまつわる漢字です。

答えは次ページ

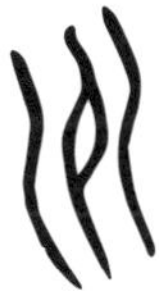

◀1　土砂がたまる

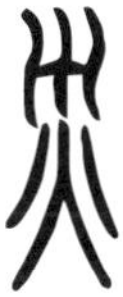

◀2　避けたいもの

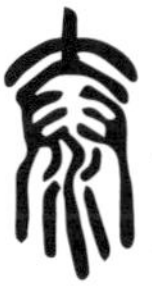

◀3　大らかな様子

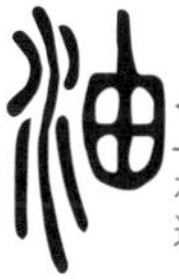

◀4　水とは真逆？

チャレンジ問題

答え

1

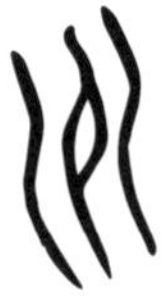

州

川の中にできる中州の形が元になっています。古代文字において、中央にある楕円《だえん》部分が中州を表します。古代中国では、川によって区切られた地域を「州」と呼び、ここから行政区画の意味にも用いられました。アメリカなどの連邦国家を構成する「州」などで今でも目にします。

2

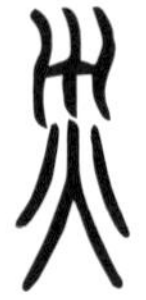

災

「巛《さい》」と「火」の組み合わせです。「巛」の元の形は「𡿧」で、水の流れが横棒で止められ、水があふれていることを表します。ここから「巛」は、洪水などの水害による「わざわい」を示します。のちに「火」を加えることで、火災を含めたすべての「わざわい」の意味になりました。

3

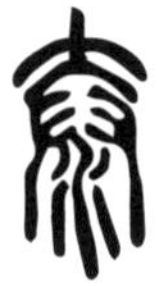

泰

「氺」の部分が「水」を表しています。これに、手足を広げて立つ人を正面から見た形の「大」と、左右の手を並べた形の「𠬞《きょう》」を組み合わせて、水中に落ちた人を両手で助け出す様子を表しています。危ういところを助けられてホッとした気持ちから「やすらか」の意味になりました。

4

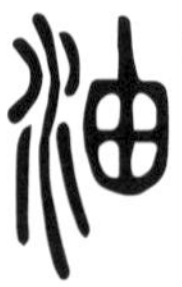

油

「由」の元の形とされる「卣」は、瓢箪《ひょうたん》などの実の中が熟して溶け、空になった状態を表しています。これに「氵」を加えた「油」は、実が熟して油のような状態になったものを示し、「あぶら」の意味になりました。なお、「油」は液体で植物性、「脂」は固体で動物性のものを指します。

似ている言葉 どっちを使えば正しいの？ Part.2

「不平」と「不満」、正しく使い分けできていますか？
２つの似たもの同士の言葉のいずれかを空欄に入れてください。

❶ 批判と非難

A 友人の無責任な態度を□する

B 新作の映画を□する

❷ 不平と不満

A □を抱く

B □を並べる

❸ 原料と材料

A 晩ご飯の□を買いに行く

B 石灰石はセメントの□だ

❹ 市営と民営

A □のアパートに住む

B 国の事業を□化する

❺ 自首と出頭

A 指名手配の犯人が□した

B 未解決事件の犯人が□した

❻ 脅迫と恐喝

A 爆弾を仕掛けたと□された

B 金を出せと□された

解答

❶ A 非難 B 批判

失敗や欠点をとがめるのが非難。人物や作品などについて、価値や正当性などを評価するのが批判で、主によくない点を指摘すること。

❷ A 不満 B 不平

物足りなく思うのが不満。不満で気持ちがおさまらないのが不平。言葉などに表す場合は、不平を用いることが多い。

❸ A 材料 B 原料

ともに物をつくる際の「もと」ですが、「もと」の形が残っているものは材料、「もと」の形が残っていないものは原料。

❹ A 市営 B 民営

ともに個人や民間企業が経営することを表しますが、地方公共団体が経営する「公営」に対する言葉が私営、国が経営する「官営」に対する言葉が民営。

❺ A 出頭 B 自首

犯人が特定された後に、自ら警察に出向くのが出頭。犯罪が発覚する前や、犯人が特定される前に自ら警察に出向くのが自首。

❻ A 脅迫 B 恐喝

相手に恐怖を感じさせる目的で、危害を与えると通告するのが脅迫。金品を得る目的で、危害を与えると通告するのが恐喝。

チャレンジ問題の解答

Q1

P 21

❶
初→雪
粉→雪→原
雪→国

❷
奥→歯
金→歯→車
歯→茎

❸
白→米
欧→米→粒
米→寿

❹
岩→塩
減→塩→味
塩→水

Q2

P 22

集中

合	格	安	全	部
				活
日	記	入		字
前		学		幕
名				内
指	薬	目	着	密

Q3

P 23

❶ ▶スタート

夏	場	所
火	井	在
鉄	下	地

❷ ▶スタート

冬	将	軍
光	浴	資
日	曜	金

❸ ▶スタート

春	一	番
距	離	外
長	集	編

❹ ▶スタート

秋	刀	魚
評	会	介
品	似	類

Q4

P 24

交渉

❶

移	遺
管	憾

❷

過	果
日	実

❸

汽	貴
車	社

❹

公	後
演	援

❺

散	産
乱	卵

❻

至	支
急	給

❼

渋	重
滞	態

❽

聖	生
火	家

❾

要	用
人	心

Q5

P 25

言

❽	❼	❻	❺	❹	❸	❷	❶
感心	寄与	借金	落胆	没頭	円熟	短所	発達
॥	॥	॥	॥	॥	॥	॥	॥
敬服	貢献	負債	失望	熱中	老練	欠点	進歩

Q6

P 26

登校

❶

社	長	室
正	社	員

❷

理	想	像
鍋	料	理

❸

万	国	旗
合	衆	国

❹

回	数	券
過	半	数

❺

英	語	圏
育	英	会

Q7

P 27

❶ 日 + 月 + 寺 + 其 = 時期

❷ 口 + 求 + 王 + 才 = 球団

❸ 糸 + 糸 + 口 + 内 + 士 = 結納

❹ 金 + 制 + 戸 + 失 + 斤 + 衣 = 製鉄所

Q8

P 28

顔

	又		共		手
貸	聞	働	倒	遅	応

し　き　れ　え

	夕		先		人
映	焼	駆	回	通	違

え　け　り　い

	出		足		神
会	凋	馴	踏	頼	隠

い　らし　み　し

Q9

P 29

国宝

❶

四		日		動
天	然	記	念	物
王		張		園

❷

体		頭		全
重	要	文	化	財
計		字		産

❸

千		安		都
鳥	獣	保	護	区
足		理		内

Q10

P 30

❶ **千**歳飴　**葉**緑素
❷ **姫**百合　**路**側帯
❸ **青**写真　**森**林浴
❹ 錬**金**術　子**沢**山
❺ 備**長**炭　内**野**手
❻ 精**神**力　江**戸**前
❼ 魚**市**場　河**川**敷
❽ 五葉**松**　天王**山**
❾ 宇宙**船**　歩道**橋**
❿ 北極**熊**　単行**本**

Q12

P 32

食
❶ お茶請けに **菓子** を出す
↓
❷ ドラマで活躍する **子役**
↓
❸ 多くの作業を **役割** 分担してこなす
↓
❹ 文章が長いので **割愛** した
↓
❺ 決まった銘柄のお茶を **愛飲** する

Q11

P 31

交点

❶

↓	↓
指	名
数	字

❷

↓	↓
意	地
味	方

❸

↓	↓
天	井
下	戸

Q13

P 33

❶培　❷欠陥　❸緩　❹滑稽
❺深長　❻貢献　❼代替　❽細菌

Q14

P 34

❽	❼	❻	❺	❹	❸	❷	❶
正 皮	正 破	正 共	正 蔵	正 門	正 到	正 検	正 料
↑	↑	↑	↑	↑	↑	↑	↑
誤 被	誤 波	誤 京	誤 臓	誤 問	誤 倒	誤 研	誤 科

❶ P34 右から３行目　×科
❷ P34 右から７行目　×研
❸ P34 右から７行目　×倒
❹ P34 右から11行目　×問
❺ P35 右から１行目　×臓
❻ P35 右から４行目　×京
❼ P35 右から９行目　×波
❽ P35 右から14行目　×被

Q15

P 36

❶政教分離　❷給付金　❸人工知能　❹侵攻
❺せんかく　❻こうてつ　❼じゅんしょく　❽ほてん

Q16

P 37

❶B　❷C　❸B　❹A　❺A　❻C

Q18

P 55

1➡6➡7➡2➡9
➡4➡5➡8➡3
➡A

Q17

P 38

葉
送
悲

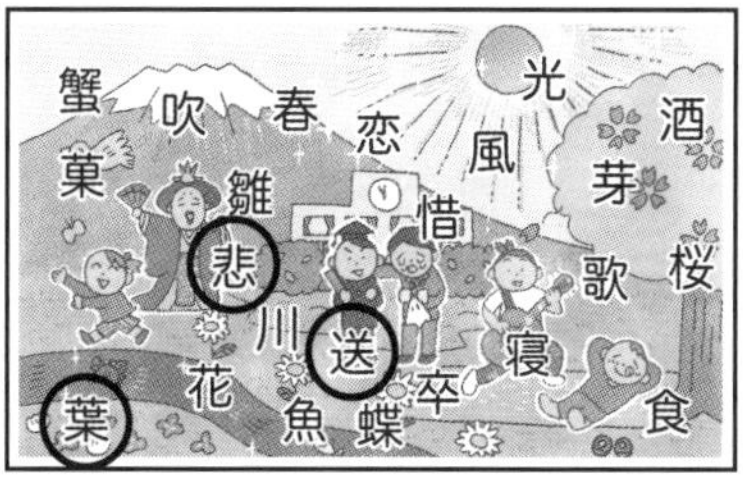

Q20

P 57

オ	カ	メ	ハ	チ	モ	ク
ミ			ザ		ガ	
オ	モ	ダ	カ		リ	
ツ			イ		ブ	
ケ		ヒ	キ	ガ	エ	ル
		キ		チ		
イ	カ	ダ		ヨ		イ
ケ		シ		ウ	コ	ン
ガ						ロ
キ	ン	ピ	ラ	ゴ	ボ	ウ

Q19

P 56

南瓜《かぼちゃ》

蔬菜《そさい》	烏賊	郭公	産湯	百合
一途《いちず》	野老	呂律	結納	栗鼠
図星《ずぼし》	芍薬《しゃくやく》	都合	迂闊	相撲
耳朶	胡桃《くるみ》	蜘蛛《くも》	猛者《もさ》	蘊蓄
蒟蒻	巫女《みこ》	姑息《こそく》	白湯《さゆ》	浴衣《ゆかた》
水母	胡椒	孔雀	薫陶	束子《たわし》
逆鱗	砥石	玄人	喧嘩《けんか》	椎茸《しいたけ》
刹那	団扇	秋波《しゅうは》	辛子《からし》	敬虔
茄子	若布	薄荷《はっか》	飯事	鬼灯
西瓜	舐瓜	南瓜《かぼちゃ》	冬瓜	胡瓜

Q24

P 62

❶えびす　商売繁盛の神
❷だいこくてん　五穀豊穣の神
❸べんざいてん　諸芸上達の神
❹びしゃもんてん　武道成就の神
❺ほてい　家庭円満の神
❻じゅろうじん　延命長寿の神
❼ふくろくじゅ　財運招福の神

Q25

P 64

衙	遠	押	領	使	人	用	側
造	国	歩	管	舎	違	頼	法
宛	奉	台	内	郎	母	非	見
穏	行	評	馬	子	犬	金	検
田	定	扶	講	邪	公	追	成
所	分	免	持	事	方	監	物
在	課	口	法	外	帳	拾	小
行	奉	郡	会	合	衆	伽	御

Q26

P 65

五	三	厩	南	蛇	井	忍	浅
六	十	谷	木	有	士	海	呂
反	筬	島	曽	気	井	々	酒
地	母	里	ノ	師	土	川	越
祖	野	田	栖	喜	曇	生	前
朝	来	豊	下	安	連	壬	花
馬	畑	阿	仁	合	足	瓜	堂
危	歩	大	楽	毛	土	間	破

Q21

P 58

❶虹
❷蝋

Q22

P 59

❶郭公
❷雉子

※「郭公(カッコウ)」と「雉子(キジ)」は鳥の名前、他はすべて植物の名前。

Q23

P 60

❶モーツァルト
❷ワシントン
❸エジソン
❹シェークスピア
❺ナポレオン
❻コペルニクス
❼ニュートン
❽リンカーン
❾クレオパトラ
❿ゲーテ
⓫キリスト
⓬ベートーベン

Q27

P 83

熱心

花より団子 → 実利

一を聞いて十を知る → 聡明

爪に火をともす → 倹約

立て板に水 → 流暢

月夜に釜を抜かれる → 油断

昔とった杵柄 → 経験

転ばぬ先の杖 → 準備

刎頸の交わり → 友情

Q28

P 84

蟷螂　嘘　水　藪　住　鬼　恋　塞翁

と　に　めば　が　は　から　の　も

馬　盲目　斧　油　金棒　都　方便　棒

［完成する言葉］

蟷螂の斧　嘘も方便

水と油　藪から棒

住めば都　鬼に金棒

恋は盲目　塞翁が馬

Q29

P 85

固　尻　寝　手　封　口　気　足

印　蹴　勢　馬　火　綱　唾　首

をきる　をそぐ　にする　をかく　にのる　をのむ　をとる　をとく

［完成する言葉］

固唾をのむ　尻馬にのる

寝首をかく　手綱をとる

封印をとく　口火をきる

気勢をそぐ　足蹴にする

Q30

P 86

猫

❶ 虎の威を借る狐

❷ 取らぬ狸の皮算用

❸ 生き馬の目を抜く

❹ 猿も木から落ちる

❺ 能ある鷹は爪を隠す

❻ 角を矯めて牛を殺す

Q31

P 87

- 稼ぐに追いつく貧乏なし
- 待てば海路の日和あり
- 負うた子に教えられて浅瀬を渡る
- 勝って兜の緒を締めよ
- 上手の手から水が漏れる
- 口では大阪の城も建つ

Q32

P 88

まけるがかち

	あ	た	ま		
			け	ん	か
		つ	る		
お	お	け	が		
		た	か	ら	
		し	ち	ゅ	う

Q33

P 89

ちくばのとも

	そ	だ	ち		
		ふ	く	す	い
な	か	ず	ば		
			の	れ	ん
		う	と	し	
	こ	う	も	り	

Q34

P 90

設問 1 ③

【解説】

①、②、④はいずれも、その道の名人でも失敗することがあるということのたとえ。したがって、料理上手のAさんがスープ作りに失敗したシーンに合致するといえます。③の「鴨が葱を背負って来る」は、好都合であることのたとえ。

設問 2 ③

【解説】

①、②、④はいずれも、災難が続くことのたとえ。したがって、病気から回復したと思ったら、山のような仕事という状況に合致するといえます。③の「忙中閑あり」は、忙しい中でもわずかなひまはあるものだ、という意味。

Q35

P 91

設問 1 ③

【解説】

「近づかないでおこう」というセリフなどから、上司の怒りの矛先が自分に向かわないようにしたいという心境がうかがえます。③の「触らぬ神に祟りなし」は、関わらなければ災いを招くことはない、という意味。

設問 2 ②

【解説】

奥さんとの電話での会話の内容から、上司の家は"かかあ天下"であることがうかがえます。①は相手の面目を保つこと、③は相手から敬意が払われることなので、ふさわしいとはいえません。

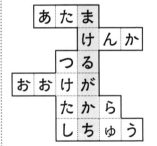

Q36

P 92

紺《こう》屋《や》の白袴

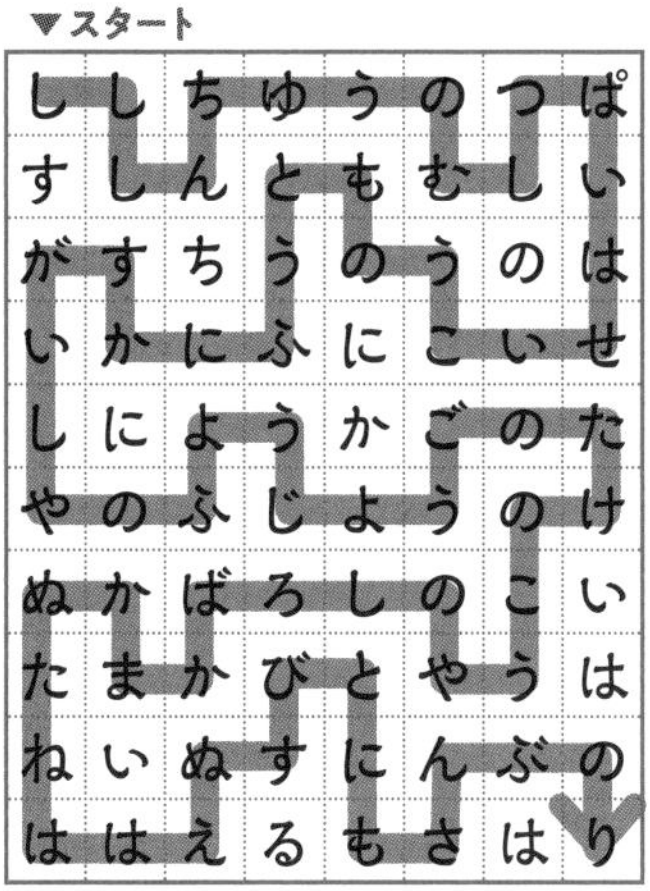

⑤ 雨後の 筍（たけのこ）

⑦ 蒔かぬ種（まかぬたね） は生えぬ

① 獅子 身中（しんちゅう） の虫

④ 医者（いしゃ） の不養生

⑧ 盗人にも 三分の理（さんぶのり）

② 失敗（しっぱい） は成功の元

③ 豆腐に 鎹（かすがい）

⑥ 紺屋（こうや） の白袴

※丸数字の順番にしりとりでつながります。

Q37

P 94

B

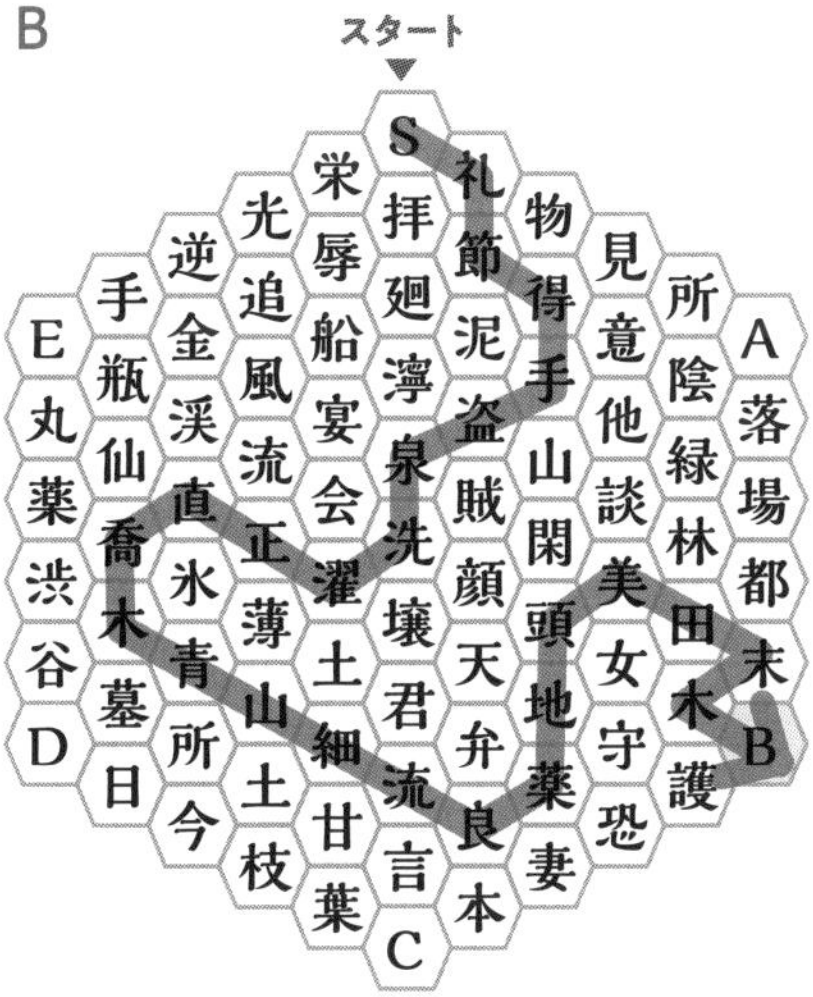

① 衣食足りて 礼 節 を知る

② 得 手 に帆を揚げる

③ 渇しても 盗 泉 の水を飲まず

④ 鬼の居ぬ間に 洗 濯

⑤ 正 直 は一生の宝

⑥ 喬 木 は風に折らるる

⑦ 人間到る処 青 山 あり

⑧ 河海は 細 流 を択ばず

⑨ 良 薬 は口に苦し

⑩ 泣く子と 地 頭 には勝てぬ

⑪ 児孫のために 美 田 を買わず

⑫ 本木に勝る 末 木 なし

Q38

P 96

❶ 御手の物
❷ 御山の大将
❸ 山海の珍味
❹ 絶海の孤島
❺ 絶世の美女
❻ 勝利の美酒
❼ 漁夫の利

Q39

P 113

❶ 四分五裂
❷ 天下泰平

Q40

P 114

❶ 温故知新
❷ 他言無用
❸ 単刀直入

Q41

P 115

❶ みんなで 創意工夫 をしながら効率化を図りましょう

❷ 若者に人気のある 新進気鋭 の作家による書き下ろし

❸ 彼は時々、 奇想天外 なアイディアを繰り出し我々を驚かす

❹ メンバーは 離合集散 を繰り返しながらも、会は存続してきた

Q42

P 116

❶ 旧態依然
❷ 波瀾万丈
❸ 面目躍如
❹ 支離滅裂
❺ 清廉潔白

Q43

P 117

❶

頭	寒	足	熱
竜	頭	蛇	尾
防	災	頭	巾
平	身	低	頭

❷

目	玉	商	品
一	目	瞭	然
図	書	目	録
御	披	露	目

❸

口	述	筆	記
鶏	口	牛	後
預	金	口	座
学	齢	人	口

Q45

P 119

生　主客転倒　笑止千万
　　大同団結　天変地異

Q46

P 120

❶

映	解	事	声
既	無	範	答
画	模	実	成

➡

無声映画
模範解答
既成事実

※「？」＝成

❷

火	海	勤	力
手	他	底	当
通	本	山	願

➡

海底火山
通勤手当
他力本願

※「？」＝願

Q47

P 121

一	念	発	起		後	生	大	事
石						生		実
二	者	択	一			流		無
鳥			心	機	一	転		根
			不		喜			
百	花	繚	乱		一	騎	当	千
発					憂			思
百	戦	錬	磨					万
中					沈	思	黙	考

Q44

P 118

文明開化

A

森	羅	万	象
変	幻	自	在
炭	水	化	物
千	載	一	遇

⬇

千	変	万	化

B

文	武	両	道
二	律	背	反
約	束	手	形
三	寒	四	温

⬇

二	束	三	文

C

天	地	神	明
呵	呵	大	笑
品	行	方	正
公	共	投	資

⬇

公	明	正	大

D

暗	証	番	号
悪	口	雑	言
唯	一	無	二
門	戸	開	放

⬇

開	口	一	番

Q48

P 122

❶晴耕雨読　❷鶏口牛後　❸風林火山
❹五里霧中　❺多岐亡羊　❻皆既日食

Q49

P 123

❶高松の市章は、松葉を模している様だ ➡ 市松模様

❷積極的に楽しんで心を浄化する土いじり ➡ 極楽浄土

❸庭一面の水撒きに、目一杯活躍する如雨露 ➡ 面目躍如

❹二十歳の頃、在学中に大八車で九州を旅した ➡ 十中八九

❺八百屋で買った方が、美味しい人参 ➡ 八方美人

❻三脚の位置を一寸だけ被写体から離す ➡ 三位一体

Q50

P 124

❶ポイ捨ては
しない有害
環境に
⬇
内憂外患

❷発売日
欲しい本待つ
店頭へ
⬇
本末転倒

❸同じこと
薄い望みに
諦観し
⬇
自己陶酔

❹信じてた
希望ようやく
実を結ぶ
⬇
多岐亡羊

❺住人と
異論を交わす
大家さん
⬇
十人十色

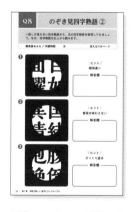

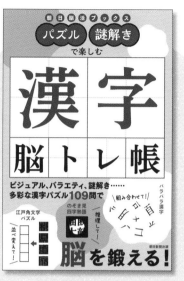

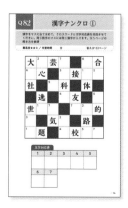

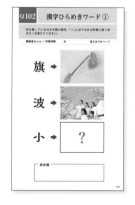

編著　朝日脳活ブックス編集部

【スタッフ】

編集協力	古橋龍一（美和企画）
カバーデザイン	相原真理子
本文デザイン	稲垣結子（ヒロ工房）
イラスト	もりいくすお
パズル・問題制作	石田竹久、稲葉直貴、今井洋輔、 杉本幸生、mago
校正	木串勝子
企画・編集	塩澤 巧（朝日新聞出版 生活・文化編集部）

※第５章、および一部の問題は、『みんなの漢字』（朝日新聞出版）を再編集して掲載しています。

朝《あさ》日《ひ》脳《のう》活《かつ》ブックス
熟《じゅく》語《ご》・ことわざ・なりたちで覚《おぼ》える 漢《かん》字《じ》脳《のう》トレ帳《ちょう》

編　著　朝日新聞出版

発行者　片桐圭子

発行所　朝日新聞出版
〒104-8011 東京都中央区築地5-3-2
(お問い合わせ) infojitsuyo@asahi.com

印刷所　中央精版印刷株式会社

ISBN 978-4-02-334106-7

定価はカバーに表示してあります。
落丁・乱丁の場合は弊社業務部（電話03-5540-7800）へご連絡ください。
送料弊社負担にてお取り替えいたします。

本書は2023年１月末時点での情報を掲載しております。